明明白白 去看牙

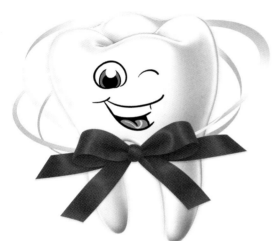

第2版

刘 峰 王世明 张祖燕 主编

人民卫生出版社

·北 京·

图书在版编目（CIP）数据

明明白白去看牙 / 刘峰，王世明，张祖燕主编. —
2版. — 北京：人民卫生出版社，2023.9
　　ISBN 978-7-117-35222-2

　　Ⅰ.①明…　Ⅱ.①刘…　②王…　③张…　Ⅲ.①牙－保
健－基本知识　Ⅳ.①R78

中国国家版本馆 CIP 数据核字（2023）第 170087 号

人卫智网	www.ipmph.com	医学教育、学术、考试、健康，购书智慧智能综合服务平台
人卫官网	www.pmph.com	人卫官方资讯发布平台

明明白白去看牙
Mingmingbaibai Qu Kanya
第 2 版

主　　编：刘　峰　王世明　张祖燕
出版发行：人民卫生出版社（中继线 010-59780011）
地　　址：北京市朝阳区潘家园南里 19 号
邮　　编：100021
E - mail：pmph @ pmph.com
购书热线：010-59787592　010-59787584　010-65264830
印　　刷：三河市潮河印业有限公司
经　　销：新华书店
开　　本：710×1000　1/16　印张：13　插页：8
字　　数：191 千字
版　　次：2014 年 12 月第 1 版　2023 年 9 月第 2 版
印　　次：2023 年 10 月第 1 次印刷
标准书号：ISBN 978-7-117-35222-2
定　　价：66.00 元

打击盗版举报电话：**010-59787491**　E-mail：**WQ @ pmph.com**
质量问题联系电话：**010-59787234**　E-mail：**zhiliang @ pmph.com**
数字融合服务电话：**4001118166**　E-mail：**zengzhi @ pmph.com**

主　编　刘　峰　王世明　张祖燕

副主编　许桐楷　张吉昊

编　者（按姓氏笔画排序）

弓　煦　马斐斐　王　莹　王月玲　王世明

王秀靖　王妙贞　文　艺　田洪琰　史　闻

师晓蕊　刘　峰　刘欣然　刘诗铭　许桐楷

李　祎　杨　坤　沈惠丹　张吉昊　张祖燕

陈小贤　周　洋　柳大为　徐明明　曹晓静

程亚丽　楚小玉　詹雅琳

主编简介

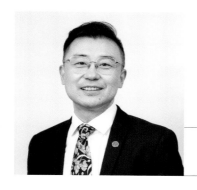

刘　峰　主任医师

北京大学口腔医院门诊部副主任、门诊部培训中心主任、门诊部综合科主任

国内学术兼职

全国卫生产业企业管理协会·数字化口腔产业分会（CSDDI）会长

国际种植牙医师协会（ICOI）·中国专家委员会副会长

中华口腔医学会·口腔美学专业委员会（CSED）常务委员

中华口腔医学会·口腔种植专业委员会委员

白求恩精神研究会·口腔医学分会常务理事

《中华口腔医学杂志》《口腔颌面修复学杂志》《中华老年口腔医学杂志》等学术期刊编委、审稿人

国际学术兼职

欧洲美容牙科学会（ESCD）执行委员会委员兼中国区主席

国际数字化牙科学会（DDS）中国区主席

International Journal of Prosthodontics、*International Journal of Computerized Dentistry*、*International Journal of Esthetic Dentistry* 等国际学术期刊编委、审稿人

主编简介

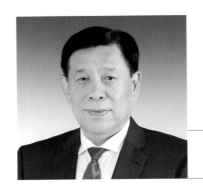

王世明　主任医师

　　曾任北京大学口腔医院门诊部主任、北京市老年康复医学研究会常务理事、北京市医疗事故鉴定委员会专家、北京市海淀区医疗事故鉴定委员会专家、北京大学口腔医学院医疗监管领导小组副组长。1977 年毕业于北京医学院口腔系后留校，1991 年赴意大利留学访问，曾长期负责首长、外宾的口腔医疗保健工作，工作态度严谨，从医 30 余年，无任何医疗差错，发表口腔医学论文数十篇，多次获得北京大学医学部优秀共产党员、优秀科主任称号，具有高尚的医德和精湛的医术，获得无数患者的好评。

主编简介

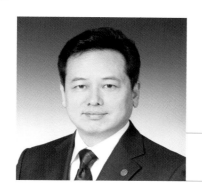

张祖燕　副教授　主任医师

现任北京大学口腔医院门诊部主任。1986年毕业于北京医科大学口腔医学院，1996年于北京医科大学口腔医学院获医学硕士学位，2000年于日本九州齿科大学获齿学博士学位。1986年至今，依次任北京大学口腔医院医学影像科住院医师、主治医师、副主任医师、副教授、主任医师。曾任北京大学口腔医院医学影像科副主任、主任。学术兼职：中华口腔医学会口腔颌面放射专业委员会常务委员、中华口腔医学会口腔颌面外科专业委员会涎腺疾病学组成员、亚洲口腔颌面放射学会主席、美国 *Oral Surg Oral Med Oral Pathol Oral Radiol* 杂志编委。

第1版序一

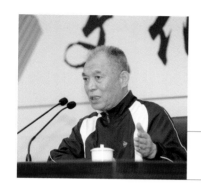

有一口好牙真好

亲爱的读友：

我是作家梁晓声。如果我的名字使你们困惑了，那我还是首先承认为好。

并且，我声明如下：

第一，我没有收过参与写作此书的任何一位牙医作者一分钱。

第二，除了此书的作者之一刘峰医生，其他作者我概不认识。

第三，刘峰也不是我的亲朋好友。

我写此序完全出于自愿，亦怀感激之情。

这就得从牙齿和我本人的关系说起了。

我出生于哈尔滨。从前，东北的孩子冬季爱玩爬犁。大约在我小学三年级时，一次玩爬犁撞了树，一排门牙几乎全撞松了，当时却一颗未掉，不久又长牢了，然而七扭八歪。

这使以后的我不爱笑了。

当年普通百姓之家日子过得都很紧迫，几乎只有大人们才刷牙，小孩子根本没有天天刷牙保护牙齿的意识。即使很爱儿女的百姓之家的父母，往往也爱不到小儿女的牙齿方面去。

所以呢，我是上了初中才开始刷牙的，而且也不是天天刷牙，用的还是廉价的牙粉。

我想，我后来牙齿不好与小时候很少刷牙肯定有些原因。

下乡后的我有了吸烟的坏习惯。

结果呢，45 岁才过，我经常牙疼；55 岁以后，牙周炎成了我的口腔固疾。到了去年，仅剩 2 颗上牙了，还是松动的。

这使我更不愿笑了，吃饭也大成问题，营养不良，体质每况愈下。

我的牙齿状况成了一位热心朋友的一桩心病。今年春节后，他隔几日来一次电话，强烈要求带我去看牙。

于是呢，我就认识了刘峰医生。

按我自己的想法是拔掉那两颗已然有一点松动的上牙，装一整副带托的假牙，可以随时戴上随时取下的那种。

刘医生认真检查了我的牙龈情况，得出一个令我特沮丧的结论。由于我的牙槽骨天生外突，高低不平，那么一副我希望省事完成的上颌假牙并不那么容易，效果也不会太好。

这可怎么办呢？

刘峰医生建议我做种植牙。

其实每一位为我治过牙病的医生都这么建议过，但我对种植牙极为忐忑。

只剩下了种植牙一种解决吃饭问题的方法，再害怕也得面对现实啊！

于是有一天我就接受了刘峰医生为我进行的第一项种植牙手术——在牙槽骨上首先钻了 6 个孔洞，把钛金属牙根拧进去。这说起来、听起来似乎有点儿恐怖，却仅用了 2 个多小时的时间就顺利完成了，而且我没有任何痛苦的感觉。

当时我还问："都完成了？"

刘峰医生说："是啊，一次性完成。"

也许我是最幸运的患者，手术过后竟一点儿都没发生水肿。

普通情况是 3 个月后进行义齿修复，因为我的术后愈合情况好，加之选用的是很好的种植体，70 多天后就将义齿安装上了。种 6 颗、挂 4 颗，加上原有的 2 颗，现在我又有了 12 颗上牙。左右有义齿排列着分担力量，原有的 2 颗牙也不觉松动了。

对于我，美观不美观不在考虑之中，解决吃饭问题才是大事。现在，这头等大事终于圆满解决了，别人吃得的我都吃得了。而且，据朋友们说我爱笑了，年轻了。

胖了，自然就年轻了点儿。

大苦恼解除了，自然也比较爱笑了。

所以呢，我是自愿借写这篇序的机会，向受牙病折磨的人们宣传种植牙这种先进的技术。

但是读者诸君切莫以为此书写的完全是关于种植牙的内容。

你们接着看看目录就会知道，这是一本关于牙齿的大百科式的书籍。我要写序，自然已经通读了。读过之后的第一感觉是实话实说，竟很郁闷。

对每一个人都特别重要的这一本书，我从少年时就能读到该有多好啊！

转而又想，那又怎样呢？几十年前的大多数中国人，根本不可能对自己的牙齿有如此周到的爱护意识啊！

我认为，人类爱护牙齿、重视牙齿保健意识的有无，乃是以社会经济的发展水平与大众对牙齿重要性的认知程度为前提的。

第一个前提，在中国早已今非昔比。几乎任何一个不爱惜自己牙齿的人，若再以舍不得钱买牙膏来说事儿是不能成为理由的了。

第二个前提，却仍大有进行知识普及的必要性。正如这一本书中所写的，大多数人对于自己的牙齿还是所知甚少。

权威而正确的普及工作，当然应由专业的一流的牙科医生们来进行。

刘峰们便是这样的牙科医生。

我认为他们写此书是做了一件有益于每一个中国人的事。

我当然要对他们有所支持啰！

我希望许许多多人都能读到这一本书。

牙齿不好的人当然最应读。读了就会知道自己的牙齿为什么不好了，怎样治疗更有利，于是与医生容易达成共识。

牙齿挺好的人也应该读。读了可将牙齿保健知识讲给亲人朋友们听。

爱孩子们的父母也应为儿女们读此书。

爱父母的儿女们应为受牙病折磨的父母买此书。

一言以蔽之，读此书是能使人少受牙病之苦，少为医牙破费。

故写此序。

梁晓声

2014 年 9 月 10 日

于北京

第 1 版序二

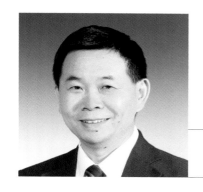

来自临床一线的科普知识

自古以来，牙齿就是人们审美的一项标准。古人形容美人为明眸皓齿、齿如编贝，一口美丽的牙齿才能让人"巧笑倩兮，美目盼兮"。为了拥有一口好牙齿，古人可是用尽了各种办法：用手指刷牙、用杨柳枝儿剔牙、用盐水漱口、用茶水洗……

牙是机体的重要器官。牙齿健康不仅关系到全身健康的诸多方面，同时也是现代人健康与文明的标志。牙齿一旦出现问题，将会对人们的正常生活造成极大的影响。第三次全国口腔健康流行病学调查显示，我国 5 岁儿童乳牙患龋率为 66%，中年人和老年人患龋率分别为 88.1% 和 98.4%。这些数据表明，我国居民的口腔健康状况仍非常不容乐观。随着人民生活水平的提高，人们对口腔疾病越来越重视，13 亿人民群众对口腔医疗卫生服务的需求日益提高。

为了在公众中进行牙病防治知识的普及教育，增强口腔健康观念和自我口腔保健意识，1989 年由卫生部、教委等部委联合签署，确定每年的 9 月 20 日为"全国爱牙日"。对于口腔知识的传播并不能仅限于一年的某一段时间，而需要让广大人民群众获得有效的科普知识，从而真正做到知牙、护牙、爱牙。正是在这样的背景下，该书的作者们编写了《明明白白去看牙》。

该书分为两大部分，前一部分（第 1～4 章）从牙齿的重要性、牙齿结构、口腔健康的概念、爱护牙齿的具体方法、口腔疾病的临床表现、口腔医疗机构的选择（专科医院、综合医院口腔科、口腔连锁医疗机构），以及口腔专科医院内的亚专科等方面进行了相应介绍。而后一部分（第 5～14 章）主要针对口腔临床中所需要处理的口腔疾病，结合相应的临床特点，采用通俗易懂的语言，深入浅出地进行了阐述。这样通俗、实用、有效的书籍，让对口腔知识感兴趣的患者可以通过阅读获得相应的口腔知识，提高口腔保健水平，达到"好用牙，用好牙"的目的。

该书的作者们都是北京大学口腔医院常年工作在临床一线的中青年业务骨干，所从事的专业涵盖了口腔医学里的各个亚学科。他们在临床工作中接触非常多的患者，因此最了解患者迫切需要掌握的知识，他们结合各自的经验和体会，比较系统、全面地介绍了口腔保健及相关治疗的科普知识。这本书的内容不仅对口腔患者有较为实用的价值，也可以作为口腔医学毕业生进入临床工作初期的辅导读物，帮助他们了解临床工作中与患者沟通时最需要掌握的知识，进而提高与患者沟通的能力。相信本书的出版一定有助于推广口腔科普知识，也会对口腔健康事业的发展起到积极的作用。

郭传瑸

2014 年 8 月 30 日

第 2 版前言

时隔 8 年，再次修订《明明白白去看牙》这本书，使之可以与时俱进，向读者朋友传达最新的口腔医学知识，帮助患者朋友们保护好自己的牙齿，做好看牙前的准备，了解看牙后的注意事项，使读者对看牙不再恐慌。

当今社会，随着网络、各类媒体的迅速发展，各种医学科普内容越来越普遍地出现在我们的生活之中。很多富有社会责任感的临床医生通过各种科普工作向人民群众传达着正确的医学知识，但是我们也可以看到有些科普内容并不准确，甚至有一些本质为软广告，会给人民群众带来误导。

本次修订的作者仍全部来自北京大学口腔医院。北京大学口腔医院作为国家口腔医学中心、国家口腔疾病临床医学研究中心、口腔生物材料和数字诊疗装备国家工程研究中心，是我国重要的口腔疾病诊疗、研发中心，同时也承担着向广大人民群众进行科学、有效科普的责任。本书的修订就是希望能进一步发挥专业院校客观、科学科普的作用。

在这里给读者朋友两个建议：不要轻信医疗广告、软广告；不要"神化"某一种技术，也不要"妖魔化"某一种技术。国内很多医疗广告都存在"神化"某种治疗方式的倾向，不少还会刊登在看起来很正规的报纸、杂志上，这类内容在网上更加常见。有些是纯广告、硬广告，有些则是化身成科普文章的软广告。但任何治疗其实都有其适应证，有成功的效果，也有相应的风险和局限性。一旦您看到把某项技术"神化"，就请您留给个心眼——这个内容可能是夸大的、不完全可信的。

每一种技术都有适应证，在适当的时候，正确应用适当的技术，可以获得可预期的治疗效果。但任何一种技术不是都适应所有患者、所有情况。某一项技术应用在某人或者某些人时可能治疗效果不是很理想，或者存在某些问题，但不一定是这个技术彻底不行，有可能是应用对象错了，或者没有掌握具体技术。

希望这本书能够帮助广大老百姓不再害怕看牙，了解如何看牙，找到合适的医生看好牙。

刘　峰

2023 年 8 月

第 1 版前言

随着生活水平的提高，人们越来越重视口腔健康，越来越多的人开始有了定期看牙医、早期检查处理牙齿疾病的意识，我国人民的口腔健康状况与十几年前相比较，已经有了明显的改善。

但是，看牙对于很多朋友来说可能仍然是一件很可怕、很痛苦的事情，也有很多人因为害怕而讳疾忌医，耽误了牙病的治疗，把本来很容易治疗的小问题，拖成了治疗难度大、痛苦也大的大问题。

对于我们医生来讲，其实非常希望给大家更多爱牙护牙的知识，也非常希望给大家一些看牙相关的知识、常识，让大家学会看牙，懂得如何与牙医沟通、打交道，不再害怕看牙。牙病，说到底，就是越早治疗，越好治疗，痛苦越少，当然了，花费也就越少！

本书包含了一般口腔健康科普图书的常规内容，为您提供了很多对牙齿进行健康维护的方法和窍门。不过，我们并不希望您看了这本书，就自己诊断牙病，甚至上网找一些偏方来自己治疗，那通常不会解决问题，因为绝大部分牙病是需要专业的牙医动手操作才能处理好的。

本书最重要的内容是指导您如何顺利看牙医，包括怎样选择医疗机构、怎样找到好牙医、看牙医之前应该注意些什么、医生的治疗过程大致是什么样的、一些常规的治疗效果会是怎么样……希望您看过此书后，不再畏惧看牙，而是客观、理性地看待自己的牙齿，和牙医一起，共同维护好您的牙齿健康，提高您的生活质量！

本书的所有作者均来自北京大学口腔医院的一线临床医生，作者们在本专业内均具有丰富的临床经验，对自己所从事的专业具有一定的思考，同时结合了大量临床上就诊者经常提出的问题，因此文字非常具有实用性，相信会为广大读者提供非常实际的帮助。

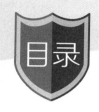

目录

第一章｜健康的牙齿是您一生的财富

第二章｜爱护牙齿从每一天做起

第三章 | 什么时候该看牙了

第四章 | 做好准备，让看牙更顺利

第五章｜定期牙周治疗，保持牙齿健康

第六章 | 牙疼就要耐心接受治疗

第七章 | 做牙冠（牙套）

第八章 | 拔牙

第九章｜镶牙

第十章 | 种植牙

第十一章｜美牙

第十二章｜儿童牙科

第十三章 | 正畸

第十四章 | 口腔科能治疗打鼾吗?

第一章

健康的牙齿
是您一生的财富

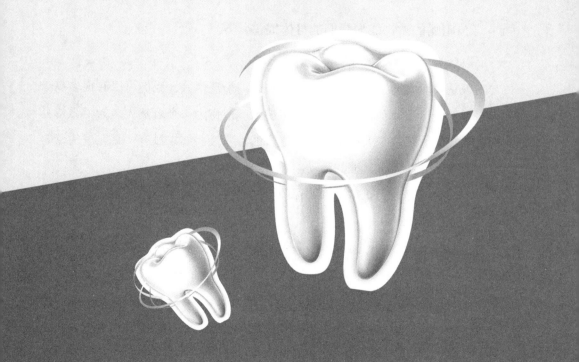

一、告诉您牙齿有多重要

我们的牙齿重要吗？有多重要呢？

我们有那么多颗牙齿，个别牙出点儿问题也没事儿吧？

作为专业的口腔医师，我们负责任地告诉您，牙齿非常重要。虽然我们有很多颗牙齿，但是每一颗都值得您珍惜和爱护！

很多年前，电视里有个牙膏广告，一位健硕的邻居大叔开怀大笑，说："牙好，胃口就好，吃嘛嘛香，身体倍儿棒！"

这个广告朗朗上口，广为流传，相信大家都印象深刻。这个广告无形中为增强老百姓对于牙齿的重视起到了很好的引导作用，强调了爱护牙齿这一朴素的真理。

那么我们的牙齿为什么重要呢？这还要从我们的全身健康说起。

牙齿咀嚼的食物能为我们的身体提供营养

民以食为天，食以"牙"为先。

吃饭是我们人类生存的第一需要。作为一个现代人，我们可以有很多高级需求，包括生活层面和精神层面的高级追求。但作为一个自然人，为了维持身体的基本功能，每一个人都难以忽略进食的重要性。如果没有一日三餐的营养供给，人类就无法从事其他的活动。

健康的牙齿是人类正常进食的保障。牙齿的充分咀嚼是为消化系统做好原料准备的重要步骤。

我们常听父母对孩子们说，吃饭要细嚼慢咽，这是非常有道理的。当食物进入口腔以后，我们需要用健康有力的牙齿对食物进行缓慢细致的碾压、研磨，使食物变小，同时让口腔内的唾液有充足的时间和食物混合，这样唾液中的各种酶就能第一时间与食物中的营养成分互相作用，从而完成消化食物的第一步。

食物经过牙齿细致的咀嚼，再进入消化道，能减轻胃肠器官的消化负担，而且食物中的营养成分还能更好地被身体吸收和利用，保证了人们的身体健康。

我们经常听到身边很多中老年朋友说，自己消化功能减退了，很多东西吃不了了。事实上，有相当一部分人是由于牙齿的健康状况出了问题，例如牙病当中最常见的龋病和牙周病，均会导致咀嚼效能下降。牙齿有缺损或松动，或者伴发牙疼，牙齿就不能对食物进行细致有力的咀嚼，长此以往，会导致胃肠消化负担过重，表面上看是消化功能减退，真正原因是牙齿的问题。

患有牙病时应及时到医院就诊，医生会对牙齿进行全面的检查和治疗，能帮助牙齿恢复良好的咀嚼功能。这样中老年朋友不仅可以像年轻时一样进食各种食物，同时胃肠功能也慢慢得到了改善，身体健康状况也提高了，真正做到了"牙好，胃口就好，吃嘛嘛香，身体倍儿棒！"

可以毫不夸张地说，牙齿的健康是每一个人优质生活质量的重要基础。

口腔健康与全身健康息息相关

人体的各个组织和器官不是孤立存在的，而是通过血液循环等方式相互影响。口腔与机体多个器官也密切相关。例如：牙周病的细菌会导致心血管组织感染，引起心血管疾病；口腔中长期存留的烂牙根会引起黏膜长期慢性炎症，有时甚至会导致口腔癌；口腔中某些有害细菌可引起糖尿病；孕妇如果患有重症牙周炎，会影响婴儿出生的体重和健康；口腔细菌容易引发肺炎与咽喉炎等呼吸道疾病，这对长期卧床的老年人是非常危险的；口腔卫生不好会使很多病菌在肠胃中繁殖，引起肠胃疾病。因此，口腔健康与全身健康息息相关，爱护牙齿就是爱护我们的全身健康。

美丽自信从牙齿开始

牙齿健康不仅是健康问题，还和人的外貌，甚至自信密不可分。

"丹唇间玉齿，妙响入云涯""皓齿还如贝色含，长眉亦似烟华贴"，古人用优美的诗词赞美健康洁白的牙齿。我们现在还经常用成语形容牙齿在美貌中的重要性，如朱唇皓齿、明眸皓齿、齿如编贝。这说明在牙齿对美丽自信的影响这一问题上，古人和现代人的观点是一脉相承的。牙齿的完整、健康、整齐

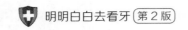

是口唇、面部容貌的重要组成部分，是美丽微笑的重要基础。

在现代社会，微笑更加重要，每一个人每天都要向别人展示自己的微笑。完美的微笑会带来迷人的魅力。牙列的完整与整齐、牙齿的清洁与健康是美丽微笑的重要组成部分。牙齿缺失、牙齿形态缺损、牙齿排列紊乱、牙齿颜色缺陷、不佳的口腔卫生、不良的口腔气味，都会给微笑大打折扣，影响他人对自己的印象，甚至成为影响与他人顺利沟通的不良因素。

健康的牙齿有助于和他人沟通，还体现在牙齿是言语表达的重要工具。很多发音都需要牙齿的协助，当牙齿缺失、缺损时，很多发音都无法顺利完成，比如"si""zi""ta"等。尤其是前牙缺损时，很多人会感觉到说话"漏风"。这种感受会明显影响和他人沟通时的自信感。

从古至今都有一种说法，门牙有缝会"漏财"，因此很多人很重视大门牙，有问题会及时处理。这种说法从"唯心"的角度讲是否有道理我们不敢妄加评论，从"唯物"的角度讲，就是因为大门牙对于美观和发音的影响都太大了，如果出现缺陷，会在很大程度上影响自信心以及和别人的交流，可能会间接影响社会交流活动，也就可能影响"财源"，因此可能也是有一定道理的。

在现代社会，牙齿健康是全身健康的影响因素和重要组成部分，同样也是每一个人健康自信的重要基础。

二、珍惜一生中的两副牙齿

人一生会拥有两副牙齿——乳牙和恒牙。

🦷 乳牙——儿童身体发育的好伙伴

乳牙俗称"奶牙"，是指从婴儿6月龄左右开始萌出的牙，在幼儿两岁半到三岁之间会全部萌出，总共有20颗（图1-1）。

从6~7岁开始，乳牙会逐渐松动脱落，恒牙会相继萌出；至12~13岁，第7颗恒牙完成萌出，至此，20颗乳牙完全被恒牙替换了。

身边经常会有朋友问，乳牙反正要被恒牙替换掉，坏了也不用着急治吧？其实不然！从乳恒牙的替换时间来看，乳牙在儿童的口腔里会存在 6～10 年，这正是儿童身体生长发育的重要时期。

乳前牙像刀刃一样切断食物，后牙像杵臼一样将食物磨碎，乳牙良好的咀嚼功能，能保证儿童身体摄入足够的营养。有些孩子很多颗乳牙长了虫牙，一咬东西就疼，所以不敢用力咀嚼，食物还没嚼碎就囫囵吞了下去，会影响肠道的营养吸收，导致身体比同龄孩子偏瘦小。

幼儿乳牙患虫牙的年龄越小，对身体的危害越大。有的孩子还不到 2 周岁，乳前牙就只剩下一小截黑黑的牙齿了，但是恒前牙要到 7 岁以后才能萌出，也就意味着，这个孩子有整整 5 年的时间没法用前牙切咬食物，无法啃苹果，甚至无法咬断一根面条，这对于幼儿面部的生长发育会有很严重的影响，导致牙弓狭窄或反𬌗而且还会伴随说话"漏风"、咬字不清的情况，会对儿童的自信产生不良影响。

如果乳牙出现了炎症等疾病不及时治疗，会影响乳牙下方正在发育的恒牙，导致恒牙出现结构异常或萌出障碍等问题，会成为儿童一生的遗憾。因此我们要重视乳牙健康，预防为主，做到龋病早发现、早治疗（详见第十二章）。

恒牙——我们一生幸福的伴侣

人的一生只换一次牙齿，乳牙脱落后长出的牙齿就是恒牙，就是指"永恒"的牙齿，恒牙将伴随我们的一生。

那么恒牙在我们的口腔里需要行使多少年功能呢？按照现代人的平均寿命，恒牙在人体内需要使用 60～70 年，甚至更久，我们这一辈子都要靠它们来吃饭，所以我们要加倍地珍惜和爱护恒牙。

乳牙只有 20 颗，恒牙有 28～32 颗（图 1-2），那么就是说，有 8～12 颗牙一长出来就是恒牙，不再更换了。它们是从中间门牙往里数，排在第六、第七和第八的牙齿称磨牙。这些牙齿更需要认真保护，尽早做窝沟封闭。第六颗牙又叫"六龄齿"，因为一般在 6 岁左右陆续萌出，萌出后要认真刷牙，否则会龋坏得很快，有时甚至需要拔除，这会对孩子生长期的进食产生严重影响（详见第十二章）。

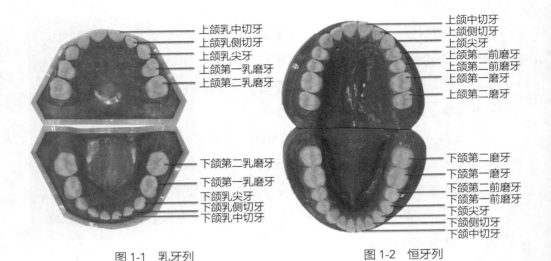

图 1-1　乳牙列　　　　　　　　　　　　图 1-2　恒牙列

上颌乳中切牙
上颌乳侧切牙
上颌乳尖牙
上颌第一乳磨牙
上颌第二乳磨牙

下颌第二乳磨牙
下颌第一乳磨牙
下颌乳尖牙
下颌乳侧切牙
下颌乳中切牙

上颌中切牙
上颌侧切牙
上颌尖牙
上颌第一前磨牙
上颌第二前磨牙
上颌第一磨牙
上颌第二磨牙

下颌第二磨牙
下颌第一磨牙
下颌第二前磨牙
下颌第一前磨牙
下颌尖牙
下颌侧切牙
下颌中切牙

恒牙要伴随我们一生的时间，所以要对恒牙进行每日的维护和保养。经常会看到有人因为牙疼来到医院治疗时，表情痛苦，情绪低落。如果能早点发现牙齿的问题，及时治疗，就能避免更严重的后果产生。相反，如果恒牙保护得当，可以陪伴我们终生。

随着社会的发展，牙齿健康已逐渐成为文明自信的象征。越来越多的人开始注重牙齿保健，定期牙齿检查，相信我国人民的牙齿健康程度会越来越好。

三、爱护牙齿从了解它们开始

我们口腔里的牙齿都叫什么名字？它们各自有什么特点？

我们不妨主动了解一下我们的牙齿，这样能帮助我们更好地爱护它们。

如果没有先天缺牙，也没拔过牙，正常情况下，每个人都有 28 颗恒牙（不包括智齿），牙齿是人体中数目最多的器官。这些牙齿在我们的口腔里排成弧形的一列，称为牙列。牙列完整才能高效咀嚼食物。

如果因为牙齿疾病导致要拔除一颗牙，牙列就不完整了。缺牙后如未及时修复，缺失牙两侧的牙以及对颌牙就会发生移位，影响咀嚼效率。一般情况下，需要制作义齿（就是假牙）来恢复完整牙列的咀嚼功能。目前种植修复的发展日新月异，比活动义齿使用起来更方便，但再完美的种植牙，也不能达到与自己的天然牙一模一样的功能和感受。所以，守护健康的天然牙至关重要。

我们还有一颗特殊的牙，叫智齿，也叫立事牙。它是从中线往后数的第八颗牙。人类从古猿进化到现代人，颌骨变得越来越小，智齿的存在空间也在减少。经观察，现代人的智齿可以分为以下 4 种情况：①根本就没有长智齿。②有智齿，但它们埋在骨头里没长出来，对其他牙齿和口腔咀嚼功能没有任何不良影响。③有智齿而且位置正常，没有歪斜，可以正常萌出、正常使用。④智齿歪斜，顶住了与它相邻的第 7 颗大牙的颈部，导致智齿不能完全萌出，只能露出一小部分。这种情况下，如果没有认真清洁智齿，就会出现智齿与第 7 颗牙齿之间食物嵌塞、牙周肿痛、牙齿龋坏等问题。这时，就应该毫不犹豫地把智齿拔掉，以免前面的第 7 颗牙龋坏。

每颗牙齿都有自己的名字和昵称

去医院看牙时，我们经常会听到医生说切牙、尖牙、磨牙。这些名称是指第几颗牙呢？我们一起来了解一下吧。

1. 切牙与门牙 上、下颌牙最靠中间的 4 颗牙称为切牙，共 8 颗。它们呈铲形，负责切断食物，根据位置又分为上颌中切牙、上颌侧切牙、下颌中切牙及下颌侧切牙，上下颌各 2 颗，俗称"门牙"。

2. 尖牙与犬牙 侧切牙往后，在口角处的牙叫尖牙，上下左右共 4 颗，呈锥形，能刺穿和撕咬食物，俗称"犬牙"。排列不齐突出的尖牙也称为"虎牙"。切牙与尖牙统称为前牙。

3. 前磨牙 尖牙再往后的一颗像小花蕾一样的牙齿为前磨牙，按前后顺序称第一前磨牙和第二前磨牙，上下左右共 8 颗，协助前后牙齿发挥作用。

4. 磨牙 第二前磨牙再往后数，面积较大并呈方形的牙齿称磨牙，按前后位置分为第一磨牙、第二磨牙，负责研磨食物，俗称"后槽牙"。前磨牙和磨牙位于口角之后，故统称为后牙。

5. 智齿 有些人会长第三磨牙，俗称"智齿"，因为它一般是在18岁成人之后萌出，代表着拥有了一定的智慧，所以给它起了"智齿"这个名字。

牙齿的基本结构

牙齿的基本结构包括牙冠、牙根及牙颈三部分。

牙冠大部分显露于口腔，也是张口时我们自己能看到的牙齿部分。牙根埋于牙槽骨中，是牙齿的支持部分。牙冠与牙根的关系就像是树干与树根的关系，树根（牙根）深埋在地下，土壤（牙槽骨）包绕树根（牙根），使树根（牙根）能支撑高大的树干（牙冠）。牙冠与牙根交界处的弧形曲线医学上称为牙颈。

如果把牙齿纵向剖开，可以见到牙齿由三层硬组织和一层软组织组成（图1-3）。牙齿最外层是牙釉质，牙釉质是构成牙冠表层半透明的白色硬组织，是牙体组织中，也是全身组织中高度钙化的最坚硬的组织。牙骨质是构成牙根表层、色泽较黄的硬组织。牙本质是构成牙体的主要部分，位于牙釉质和牙骨质的内层，不如牙釉质坚硬。在牙本质内层有一空腔，冠部称为髓腔，根部称为根管。牙髓是充满这一空腔的软组织，内含血管、神经和淋巴，俗称"牙神经"。

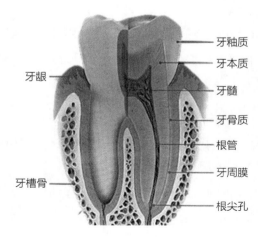

图 1-3　牙齿的结构

牙齿健康的标准

1. 牙齿健康的四要素 什么样的牙齿是健康的呢？我们一起来对照四个要素，检查一下我们的牙齿吧。

健康的牙齿需要符合以下 4 个标准。

（1）形状、颜色正常。

（2）排列整齐。

（3）没有蛀牙、牙周炎等口腔疾患。

（4）上下颌牙的咬合关系正常。

符合这 4 个条件就可以认为牙齿是健康美观的。我们在家就可以对牙齿进行健康检查。

当我们洗漱时，可以按照以下几个方面进行检查，看看自己的牙齿是否有问题。

（1）刷牙时刷毛上是否有血迹。

（2）漱口时水里是否有血色。

（3）咀嚼食物时食物上是否有血迹，如苹果、雪糕等。

（4）照镜子时，看看牙龈是否发红或肿胀。

（5）牙齿咀嚼时，是否感觉松动、咬物无力。

（6）进食冷热酸甜的食物时，是否有牙齿敏感症状。

（7）刷牙时可以看看牙龈和牙缝里是否能看到深色牙石或牙渍，尤其是下颌前牙内侧。

（8）手掌放在嘴前哈气，闻闻是否有口气或口臭（不要在刚刷牙后进行）。

如果发现自己的牙齿出现以上症状，或者有其他的不舒服，应该尽快到口腔专科医生那里进行专业的检查和治疗。

口腔里还有很多隐蔽的问题，比如邻面龋、咬合关系异常等，自我检查很难发现，所以需要我们每半年或一年，到专业的口腔医生那里进行一次全面的检查，做到预防为主，如有问题则早发现、早治疗。

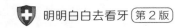

2. 世界卫生组织（WHO）口腔健康标准和"8020"计划

口腔健康不仅是指牙齿健康，还包括牙龈、牙周、口腔黏膜的健康。世界卫生组织制定的牙齿健康标准包括以下方面。

（1）牙齿清洁。

（2）无龋洞。

（3）无疼痛感。

（4）牙龈颜色正常。

（5）无出血现象。

"8020"是世界卫生组织在 2001 年提出的"口腔健康 8020 计划"，是指我们在 80 岁时，仍能保存至少 20 颗自己的天然牙齿，即功能牙（能正常咀嚼食物，又不松动的牙）。我国在 2008 年爱牙日提出了中国老年人口腔健康的"8020"目标，这也是所有中国人在牙齿方面的总目标。

2017 年 9 月，我国发布了第四次全国口腔健康流行病学调查结果，结果显示中国人民口腔健康状况仍不容乐观。儿童仍是龋病高发人群，儿童患龋率持续上升，5 岁儿童的患龋率高达 70.9%。中年人的牙周健康状况还需进一步改善，35～44 岁人群的牙龈出血率达 87.4%。

2022 年世界口腔健康日的主题是"为口腔健康而自豪"。我们所有人，包括普通老百姓以及口腔从业人员，仍需为口腔健康而努力奋斗。

目前我们身边还有很多人认为"人老了，掉牙很正常"。事实上，如果我们有正确的牙齿保护意识，掌握了正确的牙齿保护方法，定期进行牙齿维护，有牙病早治疗，到 80 岁时，完全可以有 20 颗以上有良好功能的天然牙齿。让我们一起努力实现"8020"的目标！

（文　艺　陈小贤　王　莹　刘　峰　王世明）

第二章

爱护牙齿从
每一天做起

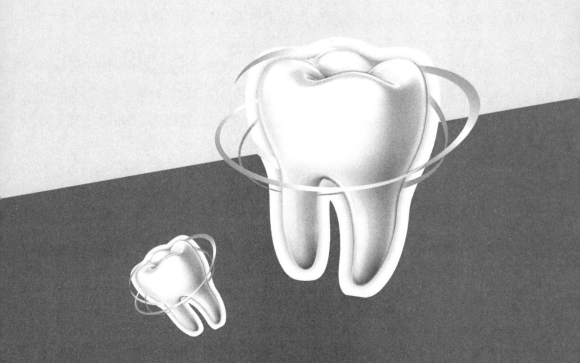

一、刷牙是最简单有效的护牙方法

保护牙齿我们要明确：保护胜过治疗，预防是根本。口腔中最常见的两大疾病龋病和牙周病都和一个原因有关——牙菌斑，也就是口腔中的坏细菌。刷牙是最简单有效的清除牙菌斑的方法，也就是爱护牙齿预防疾病的根本，目前的护牙手段也是层出不穷，但刷牙依旧是其他护牙方法所不能替代的。但很多人都觉得很委屈：我天天刷牙啊，刷牙的时间还不短呢，为什么我的牙齿还是总出问题？那么让我们一起来看看牙齿到底应该怎么刷。

🦷 刷牙时学会观察牙齿

我们给大家介绍两种方法，每天刷牙前后可以自检一下刷牙的效果。

1. 看、舔、刮 我们可以在家里对照着镜子，直接用眼睛观察牙面上是否有软软的白色或淡黄色的东西，医学上称之为软垢，特别是刷牙前后对照一下，很快就可以分辨什么才是干净牙面的状态。

另外，刷完牙以后先别急着洗牙刷，漱口以后用舌头舔舔刚刷过的牙面是不是非常平滑，会不会还有一些粗糙感或者是觉得牙面不平整。这可能是那个牙面刚才被漏掉了，用牙刷再有重点地刷几下，然后再舔舔，相信你会感觉到区别。

若不易直接看出来和舔出来，则可以用牙签在牙面上刮，看看有没有刮出软软的一团附着物，这就是牙菌斑，是无数的细菌成团吸附在牙齿上形成的，单纯靠漱口无法去除，只能每天刷牙去除。如果还能刮出来，说明这个部位还需要进一步清洁。大家可以重点刮刮牙齿靠近牙龈的那个区域，那里最容易被遗漏。

2. 菌斑染色 牙菌斑一般是黄白色的，在牙齿上相当于"保护色"，非常不易看到，所以容易导致大家无法及时观察自己有没有刷干净牙齿。如果牙菌斑是翠绿色的，像牙上粘了韭菜一样，那我们就可以立刻意识到自己牙齿的清洁情况了。

菌斑染色剂可以用来检测牙菌斑有没有被彻底刷干净。它其实就是一种特殊的可食用色素，可以将牙面上的菌斑染成鲜艳的颜色。具体用法也很简单，大家完全可以自己在家操作：用一个小棉球蘸上菌斑染色剂涂在牙面上，1分钟后漱口，看看我们的牙齿上有什么变化。如果牙齿上哪个部位被染上了颜色，就说明这个地方没有刷干净，还有牙菌斑存在。大多数情况下，牙颈部近牙龈的部分及牙齿相邻的牙缝不易被彻底清洁，易存留牙菌斑。

学会正确的刷牙方法

如果想要彻底去除牙菌斑，该如何正确刷牙呢？

目前有些人是横着前后拉锯刷，这种方式会造成牙颈部磨损，引发牙齿冷酸敏感。还有些人是快速几下刷完，这样就更不能彻底把牙齿刷干净了。

对于大多数成年人，尤其是已经出现牙龈退缩的人，我们推荐给大家改良巴氏刷牙法，它最早是由 Bass 医生在 1954 年提出的。其具体方法如下（图 2-1）。

1. 选择小头牙刷，刷头以覆盖 1 ~ 2 颗牙齿为宜。

2. 可以从左侧最后一颗后牙的外侧面开始清洁。

3. 将牙刷刷毛 45°斜放在牙齿和牙龈的交界处，轻轻加压，使部分刷毛自然进入龈沟内 1mm。

4. 牙刷在原位水平颤动 6 ~ 8 下，清洁牙齿的颈部和龈沟。

5. 牙刷垂直于牙面，向牙齿咬合面旋转，清洁牙齿表面。

6. 向前移动到相邻牙面上，以同样的方法进行清洁。

7. 清洁牙齿的所有侧面。

8. 牙齿咬合面横向刷即可。

9. 牙齿邻面配合使用牙线。

10. 牙龈退缩明显或较易嵌塞食物的牙齿，配合使用牙间隙刷，同时可以酌情使用冲牙器。

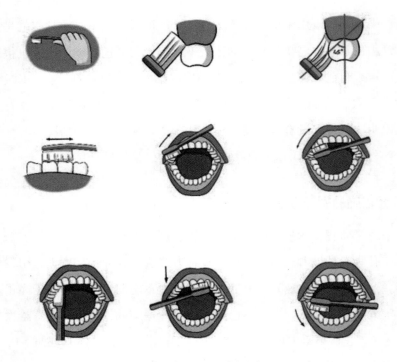

图 2-1　改良巴氏刷牙法

我们为什么要倾斜 45°来刷牙呢？

还记得之前我们讲到的菌斑染色剂吗？在牙齿颈部和牙龈交界的位置以及牙缝是染色最多的地方，这些区域是我们刷牙时最容易忽略的，所以要倾斜45°刷才能最大程度地把牙菌斑刷干净。

有的朋友担心这样会不会把牙龈刷坏，牙龈一碰就出血，不敢刷。其实，恰恰就是因为以前没有将牙龈边缘清洁干净，才会导致细菌刺激引起牙龈发炎出血。这时我们更应该轻柔而彻底地清洁牙龈边缘，必要时还可以去医院找医生帮忙清理。牙龈周围清洁了，炎症也就消退了，自然就不会出血了。刷牙不需用太大力，中等力度刷牙就行，健康的牙龈是不会被刷坏的。

改良巴氏刷牙法的特点是不仅能清洁牙齿表面，还能够将牙龈边缘和龈沟内的菌斑等有害物质彻底清除干净，因此可以保护牙齿和牙龈健康，避免发生龋病和牙周疾病。

二、牙刷和刷牙效果有关系吗？该如何选择牙刷？

刷牙效果和使用的牙刷有非常密切的关系。因为刷毛生硬或刷不到最后的大牙，都不能起到彻底清洁牙齿的作用。

现在商场里各种琳琅满目、款式繁多的牙刷该如何选择？

我们应选择刷头小巧的牙刷，刷头差不多就是覆盖我们 2 颗牙齿的宽度。因为口腔空间有限，大小适中的牙刷能灵活清洁最后面大牙的细微角落。刷头太大的话，我们的面颊部会阻碍牙刷运动，造成很多刷不到的死角。

刷毛应该选中软毛且具有适当的弹性，不要追求过硬的刷毛，那样容易造成牙齿和牙龈磨损。刷毛尖端表面需光滑圆润，能轻松进入龈沟和牙齿邻面间隙，刷毛在接触到牙龈时，牙龈不会感到刺痛。这个要求肉眼可能不好分辨，但有不少产品会强调其刷牙经过了磨圆处理，会更好一些。同时，刷毛还应不易吸收水分，方便清洗和干燥，无臭无味。

很多宾馆里的一次性牙刷都不是特别优质的牙刷，刷头过大、刷毛过硬，使用起来不是很舒适。所以，我们外出旅行或出差时，最好随身携带一把自己精心选购的优质牙刷，这样才能保证我们随时舒服有效地刷牙。

牙刷的使用时间不应超过 3 个月

即使你用的是优质牙刷，也要注意它的使用寿命。

当你在做刷牙动作的时候，就是在慢慢地磨损刷毛头部，刷头会逐渐变得粗糙，会对牙龈、牙齿造成损伤。当笔直整齐的刷毛变得弯卷，就不能很好地清洁龈缘和牙齿间隙这些细菌比较多的地方了，这时牙刷就该换了（图 2-2）。

每个人刷牙的力量不同，因此刷毛变形的速度也不同。那是不是牙刷只要没变形就能一直使用呢？

我们还要考虑细菌黏附的问题。我们的口腔是一个有菌的环境，刷牙时牙齿上的细菌不可避免地会黏附在牙刷上，所以即使刷毛没变形，3 个月左右最好也更换一次牙刷。平时刷完牙，最好将刷头朝上放置牙刷，这样能够使刷毛尽快干燥，抑制细菌滋生。

目前很多牙刷厂商通过对刷毛进行一些特殊设计，通过刷毛颜色变化来提醒消费者何时应该更换牙刷。

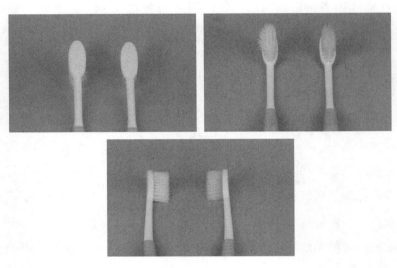

图 2-2　旧牙刷（左）与新牙刷（右）

三、牙膏对清洁牙齿有什么重要作用？

牙膏相当于我们生活中洗澡时的沐浴露，有辅助清洁的作用。而且现在牙膏中也会加入一些功效成分，为牙齿和口腔提供更多养护。根据最新的规定，牙膏的功效主要分为九类：基础清洁类、防龋类、抑制牙菌斑类、抗牙本质敏感类、减轻牙龈问题类、美白类、抗牙石类、减轻口臭类及其他功效类。

那么该如何选择牙膏呢？

牙膏的基础成分其实是摩擦剂，水合硅石是比较高级的摩擦剂，它能去除色素，使牙齿表面洁净、光滑，同时也不会损伤牙齿表面。我们选用牙膏的时候可以选择摩擦剂是水合硅石的牙膏。

含氟牙膏可以长期使用

氟元素可以促进牙齿表面硬组织矿化，对预防龋齿和缓解牙齿敏感有着非常重要的作用。用含氟牙膏刷牙是有效的预防龋齿的方法之一，含氟也是牙膏具有防龋功效的最直接说明。辨别含氟牙膏要看成分表，常见的有氟化钠、单氟磷酸钠、氟化亚锡、氟化铵。

我国很多地区属于高氟地区，饮用水中的含氟量较高，造成了很多人牙齿上有不均匀的黄斑，俗称氟斑牙，所以大家有些"谈氟色变"。但其实氟化物是经过几十年科学反复验证，并得到公认的防龋安全成分，可以长期使用含氟牙膏，能大大降低龋病的发生率，且不会有安全问题。

根据专业机构的最新指南，建议从小朋友长出第一颗乳牙时就要开始使用儿童含氟牙膏，3 岁以内的用量很少，每次用米粒大小的牙膏就可以了，这样即使小朋友还不太会漱口，吞咽了一部分牙膏泡沫，也是安全的。3 ~ 6 岁小朋友的牙膏用量可以是豌豆大小。这样就能有效预防乳牙发生龋齿。6 岁以上的儿童则可以和大人用一样多的含氟牙膏了，差不多每次 1cm 左右。

脱敏牙膏成为保健牙膏的新星

现在无论是年轻人还是老年人都经常出现牙齿敏感的症状，有的是因为牙龈退缩，暴露了牙颈部或部分牙根导致的敏感；有的是由于牙面磨耗过多，导致富含神经末梢的牙本质暴露，对冷热酸甜的刺激会特别敏感，出现短暂、尖锐的刺痛。针对这些情况，脱敏牙膏应运而生。

顾名思义，脱敏牙膏里添加了一定量的抗敏感制剂，常用的有硝酸钾、氯化锶、氟化亚锡等。这些成分能封闭牙本质小管，阻断外部环境对牙齿的刺激，从而缓解牙齿敏感症状。这类牙膏可以长期使用，不会对牙齿和人的身体造成伤害，但如果长期使用，最好是在牙医的指导下，因为也有一些牙病的早期表现就是牙齿敏感，不能仅用牙膏而耽误了病情。

🦷 美白牙膏要选择正规品牌

爱美之心人皆有之，现在很多年轻人热捧美白牙膏，希望通过使用美白牙膏让自己拥有一口洁白如玉的牙齿。但很多朋友也都感觉好像用了美白牙膏也没达到自己的心理预期，牙齿好像也没有多大变化，这是怎么回事？

美白牙膏到底添加了什么功效成分呢？主要是两种，一是更多的摩擦剂，可以帮助我们更有效地清洁牙面上附着的色素；一是一些可以竞争性吸附色素的化学物质，比如多聚磷酸盐。所以，正规的美白牙膏都会在牙膏盒上用小字标明仅针对外源性色素，也就是说美白牙膏可以辅助性改善由于饮食沾染在牙齿上的色素，但如果想只靠牙膏就把牙齿变白是不现实的。

🦷 别把牙膏当"灵丹妙药"

牙膏最重要的成分是摩擦剂，里面虽然加入了一些功效成分，但也不要对此有过高的期望。我们的牙齿若真的生病了，千万不要指望这些特殊功效牙膏彻底解决牙齿问题，要及时到医院就诊和治疗。

脱敏牙膏必须长期坚持使用，才能起到一定的改善作用。对于严重的牙齿敏感，脱敏牙膏的疗效甚微。有些龋齿的早期表现也是牙齿敏感，仅使用脱敏牙膏是不能解决问题的。如果脱敏牙膏使用了2周以上，症状还没有明显缓解，就应该寻求牙医的专业帮助。

为了保证美白牙膏的安全性，其中的漂白成分含量不高，美白作用很有限，只能对轻微的牙齿变色有美白效果。一些广告里演员前一个镜头还是一口黄牙，用美白牙膏刷几下，下一个镜头就变成了一口雪白的牙齿，现实中没有哪种牙膏能达到这种程度的改变。严重的牙齿变色需要进行专业的美白治疗，如做冷光美白或修复治疗，才能达到非常好的效果。

某些中草药牙膏的止血抗炎作用只是治标性的减轻症状，从根本上还是需要在牙医的指导下进行治疗。

所以，当我们面对超市中琳琅满目的牙膏时，可以根据自身的需求选择具有一定功效的牙膏，但不要单纯依赖牙膏去治疗。牙齿有了问题还是应及时去找专业的口腔医生。

四、儿童有特殊的刷牙方法吗？

儿童由于手部还不够灵活，不易掌握复杂的刷牙动作，因此推荐使用圆弧刷牙法，即在每颗牙的牙面上，用画圆圈的方式来清洁牙面。

五、无论采用哪种刷牙方法，在刷牙时都应注意的问题

1. 按一定的顺序刷牙，上下左右里外面面俱到，每颗牙的每个面都要刷到。

2. 每次刷牙 2～3 分钟才有可能把牙齿各个位置刷干净。

3. 每天至少刷牙 2 次，早晨起床后和晚上睡觉前。

睡前刷牙尤为重要。因为夜间口腔内唾液分泌减少，细菌在一个相对稳定的环境中会迅速滋生，所以睡前一定要彻底清洁牙齿，否则夜间细菌会对口腔健康造成很大伤害，早晨起床也会感觉口气不太清新。

4. 刷牙不要用力过大，否则会影响牙齿和牙龈健康。正确的力度应该是刷毛尖端的 1/3 受压弯曲即可。

六、不妨尝试电动牙刷

现在市场上有很多品牌的电动牙刷，很多人都有疑问：电动牙刷刷牙干净吗，我能用电动牙刷吗？

其实，最初的电动牙刷是为那些生活不能自理的残疾人设计的，发展到现在，电动牙刷的设计越来越时尚和智能，有些电动牙刷的功能非常强大，能够给大家带来更好的刷牙体验和感受。很多科学研究表明，电动牙刷相比手动牙

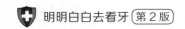

刷效率更高，是手动牙刷刷牙效率的 4~6 倍。

有些电动牙刷是旋转刷头，有些电动牙刷是声波振动。但需要注意的是，电动牙刷代替的是手动牙刷刷牙时手部的颤动动作，我们要自己控制牙刷放置的位置、刷牙的时间和顺序。

有些电动牙刷能通过蓝牙监督刷牙时间，有些电动牙刷会监督刷牙力量。这些功能可以帮助大家养成正确的刷牙方法和习惯。

我们根据个人喜好选择电动牙刷或手动牙刷都可以。有文献表明，采用正确的刷牙方法，保证足够的刷牙时间，手动牙刷和电动牙刷都可以达到很好的刷牙效果。

七、爱护牙齿还有很多好帮手

口腔里有很多部位比如牙缝，仅靠牙刷是不能完全清洁干净的。于是我们发明了一些特殊的工具来清洁这些小角落。

牙缝的清洁专家——牙线

现在越来越多的人认识了牙线，并开始使用牙线，但是大家真的会用牙线吗？什么样的牙线才是好牙线呢？

在清洁牙齿的工具当中，牙线的地位和牙刷是同样重要的，二者密不可分。

因为牙刷主要负责清洁牙齿表面及牙龈边缘的位置，而牙缝就要靠牙线来清洁了。如果不能很好地清洁牙齿邻面，牙齿就非常容易发生邻面龋坏。

很多人会担心：长期使用牙线会不会导致牙缝变宽啊？那就更容易塞牙了。我们负责地告诉大家不会的。

目前，制作牙线的材质主要有 2 种：一种是尼龙线；一种是丝线。它们共同的特征是由相互平行的非常细的纤维组成，在进入牙缝时，会被挤压成为扁片，不会导致牙缝变大。

注意不要把家里缝纫用的棉线当作牙线使用，因为棉线纤维相对较粗，并且是编织成束的，在进入牙缝时不会被压扁，还是保持圆形的形态，会造成牙齿不适，长期使用有可能造成牙齿移位、塞牙等问题。

市面上的牙线有两种形式：盒装牙线和支架牙线。推荐使用成卷的盒装牙线，每次清洁时取出大约20cm长，将牙线两头缠绕在两只手的中指上，用大拇指和示指控制，来回拉锯，轻轻压入两牙之间的缝隙，缓缓进入牙齿和牙龈间隙，包绕牙根，来回拉锯的同时上下提拉，将牙缝中的污垢清理干净（图2-3）。

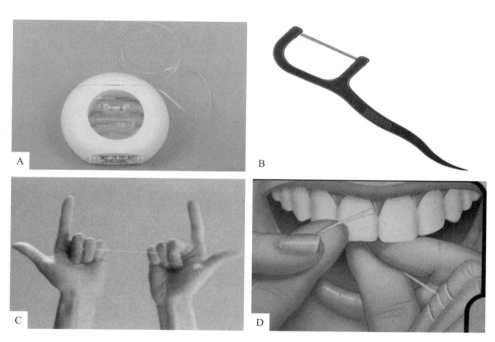

图2-3 牙线及其使用方法

A. 盒装牙线 B. 支架牙线 C. 手持牙线的方法 D. 牙线的使用方法

还有一种牙线是两端固定在一个塑料支架上的，使用时手握塑料支架，拉动牙线进入牙缝。这种牙线用起来比较简单，但成本一般要比盒装牙线高。

牙间隙大找牙间隙刷帮忙

很多牙周病患者的牙龈会发生明显的退缩，牙齿之间在牙颈部会形成宽大的三角形间隙，食物很容易塞进去，但又不易用牙线清洁出来，怎么办呢？这时可以使用牙间隙刷，它是一种长得很像化学实验中试管刷的单束小毛刷，与牙刷柄成一定的角度，能轻松进入牙齿的邻面间隙（图2-4）。

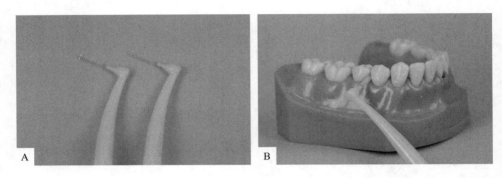

图 2-4　牙间隙刷及其使用方法

A. 牙间隙刷　B. 牙间隙刷的使用方法

使用时将牙间隙刷贴紧牙龈边缘，伸入牙齿邻面间隙来回拉锯式清洁。

配戴矫治器，或者口腔中有固定修复体、牙周夹板或缺隙保持器等导致出现非常难以清洁的部位，采用牙间隙刷也可以轻松将这些小的间隙清洁干净。

现在还有一种橡胶材质的牙间隙刷，具有一定的弹性，比较舒适。

牙签的功与过

曾经有一段时间牙签非常流行，很多人饭后都会拿起牙签，放到自己的口腔里"摆弄"几下，很多家庭里也都会在餐桌上摆上漂亮的牙签筒。

但是，长期使用牙签可能会对正常人的牙齿带来不好的影响。对于正常牙来说，把一个粗大的牙签插入到牙缝之间，一定会挤压牙龈或者相邻的牙齿，可能会造成牙龈损伤、出血，长期以往会造成牙龈退缩、牙齿移位。所以，在清理牙齿间的嵌塞物时，首选牙线或牙间隙刷。

当然，如果牙齿之间已经有了间隙，牙签进入并不困难，偶尔使用牙签清洁也是可以的。

使用牙签时，需要注意选择有品质保障的优质牙签，并且采用正确的方法。首先要看牙签的材质，应选择优质竹子制作的牙签，表面要光滑无毛叉。然后看牙签的形状，牙签的截面形状最好是三角形，这样和牙缝的形态最匹配。牙签末端逐渐变细，到尖端时应圆润，不过度锋利，这样才不会伤害牙龈。

牙签除了可以清除牙缝嵌塞的食物，还有另外一种用法，可以把其尖端的侧面放在牙齿邻面的龈缘处，贴紧牙面，上下往复，这样可以刮除黏附于牙颈部的菌斑、软垢，使牙齿清洁得更彻底。

🦷 想要口气清新可以随身携带漱口水

当我们吃完午饭不方便刷牙时，漱口水是帮助牙齿清洁的一种辅助用品。

漱口水分为两大类：一类是处方药物型漱口水，它里面含有一定浓度的消炎抗菌药物成分，这类漱口水必须在专业的口腔医生指导下开具处方才可使用，决不能当作日常清洁工具长期使用，否则可能会造成口腔内菌群失调或舌面着色。另一类是与我们生活密切相关的保健型漱口水，可以在每天生活中使用。它也含有一定的杀菌成分、预防龋齿的氟化物成分，还加入了产生愉快感的清香剂，能有效改善口腔中因食物引起的暂时性异味，可以用于日常生活中的牙齿保健。

但是，一定不能用漱口水替代刷牙。因为漱口无法清除牙面上黏附的细菌，它只是一种对刷牙的辅助和补充。

🦷 体验冲牙器

冲牙器是一种新兴的辅助清洁牙齿的工具，它的基本原理是通过喷射一定强度的水柱来冲刷牙面，因此其核心原理是用水冲。

那么冲牙器能起到什么作用呢？其实，我们用冲牙器冲牙就像给身体做个水疗（SPA）一样，方法是将水柱流量调节到自己感觉舒适的强度，然后对准牙面、牙缝和牙龈进行冲刷，在这个过程中，水流不仅能冲掉牙缝之间的食物残渣，还能对牙龈起到按摩作用，促进牙龈血液循环。

但是我们口腔里最重要的致病因素——牙菌斑是黏附在牙齿表面的，不容易被水冲掉，必须靠牙刷的机械摩擦才能去掉，因此冲牙器是不能代替牙刷刷牙的。

日常护理牙齿可以先用牙线或牙间隙刷清洁牙缝，再用冲牙器冲洗污垢与残渣，然后用牙刷清洁菌斑，这时牙膏中的有效成分可以更好地进入牙缝，最后用漱口水漱口，从而获得清新的口气。

（文 艺 许桐楷）

第三章

什么时候该看牙了

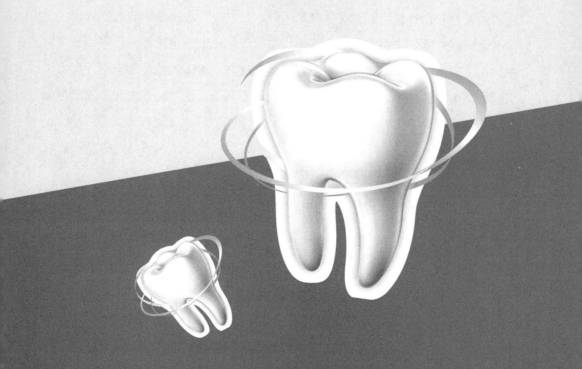

一、刷牙出血是牙周疾病的早期表现

刷牙出血的原因

很多人都有刷牙出血的情况，但是大多数人都没把它当回事儿，不认为它是一种疾病的表现，有些人觉得可能是最近比较疲劳，或者是水果吃少了，补充点维生素C就行了。更有些人发现刷牙出血后，刷牙时就改为轻轻扫几下或者干脆不敢刷出血的地方，殊不知对于本就出现问题的牙龈是雪上加霜。

很多人不经意间会发现不仅刷牙出血，咬苹果、吃雪糕也会出血。其实，牙龈出血是牙龈炎的一种表现。那么牙龈为什么会发炎呢？简单来说就是牙没刷干净，大量菌斑堆积在牙颈部和龈缘处，时间长了就会钙化形成牙石，细菌释放毒素刺激牙龈产生炎症反应，表现为红肿、质地松软，刷牙时碰到牙龈就会出血。当有食物残渣嵌塞在牙缝之间时，会进一步加重牙龈的炎症表现，于是就会出现咬苹果之类的硬物时牙龈出血的现象。进一步发展，牙龈还会自发性出血，出血量也会随之加大且不易停止。这时，很多人才会意识到牙齿出了问题，该去看医生了。可惜的是大多数人都不知道，这时候才去看口腔医生已经错失良机了。

不要让刷牙出血发展成大问题

最初发现刷牙稍有出血的时候，其实就是身体在提醒我们：牙齿可能出问题了，该去看口腔医生了。

若及时进行治疗，牙龈还有可能恢复到之前的健康状态。当务之急是及时、彻底地去除牙菌斑、牙石这些刺激牙龈的有害因素。在这个时期，洗牙就可以解决问题。口腔医生用专业的超声波洁治器把牙面彻底清洁干净。一般在治疗1周后，刷牙出血的情况就会缓解甚至消失，牙龈炎症会逐渐消退，牙龈就有可能恢复到健康的状态。

但是，如果早期牙龈出血没有得到及时治疗，就会导致越来越多的牙菌斑堆积在牙龈缘，牙龈炎症会逐步加深，向牙龈沟的深部扩散，导致牙槽骨吸收、牙龈退缩，发展成牙周炎。如果等到出现这些症状以后再治疗，即使牙龈炎症消退，也很难完全恢复到真正的健康状态了。而且，此时仅靠洗牙也不能解决问题了，还需要更深层次的治疗。因此，我们平时一定要注意观察牙龈的状态，一旦出现牙龈出血，就要及早去找口腔医生进行治疗，不要贻误治疗的最佳时机，造成不可逆的损失。

二、谁说牙疼不是病，它疼起来真要命

很多人都感受过牙疼的滋味儿，确实非常不好受，引起牙齿疼痛最常见的原因是龋齿，也就是俗称的蛀牙。

不同问题带来的牙疼程度不一样

人的一生中有两个龋病高发期：一个是儿童时期，因为乳牙刚长出来，没完全矿化，抵御外界细菌的侵蚀能力差，一旦刷牙不干净，牙齿就容易被细菌腐蚀，形成龋齿；另一个是中老年时期，因为随着年龄的增长，很多中老年人会出现牙龈退缩，造成牙根部暴露，这时如果口腔卫生维护不佳，牙根面堆积菌斑，就会形成牙根表面龋坏。

牙齿一旦发生龋坏就会出现缺损，应早发现、早治疗，费用低、效果好。缺损很小的时候治疗非常容易，也不会有什么不舒服的感觉。如果没有及时治疗，牙齿龋坏进一步发展，就会逐渐有疼痛的表现，首先是对酸甜食物的敏感反应，然后发展成对冷热刺激的疼痛反应，最后即使在没有任何刺激的情况下也会出现剧烈的牙痛，到了晚上会更加严重。

牙疼越早治疗越容易

龋齿早期没症状，疼了再治就晚了，咋办？最好的办法就是每半年到一年进行一次口腔检查，尽量在龋齿一发生时就去就诊治疗。或者当牙齿早期出现

敏感反应时，立即去找口腔医生，如果确诊为龋齿就及时进行治疗，可以防止龋齿进一步发展引起更严重的疼痛。

如果龋坏不及时治疗，可能会发展成牙髓炎，甚至根尖周炎，不仅会引起更严重的疼痛不适，牙髓也保不住了，需要彻底治疗牙髓，俗称"杀神经"。牙齿一旦失去了牙髓的营养供应，脆性就会增加，牙齿就容易折裂，此时就需要考虑做冠修复体了。因为看牙看晚了，导致治疗复杂，看病次数增加，费用增加，后续风险也会增加，实在是不划算。

三、牙齿冷酸敏感也要看口腔医生

🦷 引起牙齿冷酸敏感的常见原因

很多人在喝凉水或吃酸的水果时，牙齿感觉很敏感、不舒服，俗称"倒牙"。引起"倒牙"的原因可能有以下几个方面。

1. 龋齿 牙齿表面一旦形成了龋洞，酸甜食物和凉水进入龋洞，就会刺激牙髓引起牙齿敏感反应。还有一种龋齿表面看上去是完好的，但是牙面却变成了像墨水一样的黑色，这说明牙齿里面已经形成了龋洞，此时酸凉食物也会引起牙齿敏感，应当尽快看口腔医生治疗。

2. 牙釉质发育不全 这属于自身发育的问题。母亲在怀孕期间，抗生素使用不当，或者孩子在幼儿期间发生一些全身性疾病都会影响牙齿的正常钙化，导致牙釉质发育不全，表现为牙齿最外层的牙釉质出现缺损。牙釉质俗称"珐琅质"，是牙齿最坚硬的部分，且其中没有神经末梢分布，对牙齿内部的结构是一层坚硬的保护，牙齿失掉这层保护"外衣"，外界的冷酸刺激就会直接刺激牙髓神经发生敏感反应。

3. 牙周病导致牙根暴露 牙根暴露是引起牙齿冷酸敏感的常见原因。由于不良的口腔卫生导致了牙周疾病，造成牙龈退缩，牙齿根面就直接暴露在外界环境中，而牙根部的"外衣"牙骨质比起牙冠部的牙釉质薄很多，也没有那么坚硬，抵抗外界刺激的能力也弱很多，因此很容易发生敏感反应。

4. **牙颈部楔状缺损**　牙颈部的牙釉质有横槽状的缺损，有些会深达到牙本质层，这种缺损叫楔状缺损。有些是因为不正确的横向刷牙方法和外部过多的机械摩擦引起的，有些是因为牙齿长期受到不合理的咬合力量所造成。此时，牙齿一方面缺了牙釉质这层保护衣，另一方面还常常伴有牙龈退缩、牙根暴露，于是就出现了牙齿冷酸敏感的症状。

5. **异常磨损**　如果一个人长期咀嚼用力不平衡，导致某些牙的咬合面磨损，形成了深的凹坑，如果凹坑达到牙本质层，就容易引起牙齿的敏感反应。这种磨损的速度有可能会越来越快，早期发现时最好就加以控制。磨损严重到一定程度时，需要进行咬合重建治疗。

6. **牙隐裂**　局部咬合力量过大会造成牙齿裂纹，外界酸甜刺激通过牙釉质表面裂纹到达牙本质，刺激牙髓发生敏感反应。已经有裂纹的牙齿，裂纹深浅和长度不同，采取的治疗措施和治疗效果也不相同，早发现、早治疗非常重要。

牙齿敏感基本上都是可以治疗的

非常轻微的牙齿冷酸敏感一般可以使用脱敏牙膏刷牙来缓解症状。对于较严重的情况，以及长期使用脱敏牙膏效果不明显者，需要专业的口腔医生来处理。

1. **龋齿**　龋齿需要补牙，进行牙体治疗，详见第六章。

2. **牙釉质发育不全**　牙釉质发育不全可以做贴面或冠修复体（不同种类的"牙套"），就像给牙齿穿上新的外衣，来阻止外界的刺激。轻度的牙釉质发育不全也可以采用树脂充填的方法来治疗。

3. **牙周病导致的牙根暴露**　首先要积极治疗牙周疾病，防止牙龈进一步退缩，同时在牙根部使用专用的脱敏剂和氟涂料，来缓解牙齿敏感的症状。

4. **楔状缺损**　楔状缺损需要补牙，同时必须改掉横向拉锯式刷牙的坏习惯。对于咬合异常引起的楔状缺损，应进行相应的治疗，去除异常的咬合力。

5. **异常磨损**　牙齿咬合面形成的凹坑达到牙本质时，能补牙则补牙，如果没有补牙的空间，也可以使用氟化物脱敏剂，或进行激光脱敏。此外，还需要改掉咬硬物等不良习惯，以免发生更严重的磨损。当磨损严重累及牙髓时，就需要根管治疗（俗称"杀神经"）后进行修复治疗。

6. **牙隐裂**　牙隐裂的治疗与裂纹的严重程度密切相关。如果裂纹很浅，可以补牙；如果裂纹很深，可能需要做冠修复体把牙"包起来"；如果裂纹已经深达牙髓时，就需要根管治疗；如果裂纹贯穿整个牙齿，就需要拔牙了。

总之，即使是简单的牙齿敏感，也应该找口腔医生检查，及早治疗，避免发展成更严重的问题。

四、口腔异味找到原因是关键

口腔异味又称口臭，说出来不好听，闻起来更不愉快。口臭主要来源于口腔中的舌苔、龋洞、牙周袋、智齿冠周炎、牙缝嵌塞的食物以及唾液，也可能存在全身的生理原因或病理原因，比如慢性胃炎。口腔环境中的挥发性硫化物是引起口腔异味的主要成分。临床研究证实，深龋、智齿冠周炎、牙周炎常伴有口腔异味，牙周袋是产生口腔异味的重要部位之一。

随着现代社会的发展，大家越来越注重社交礼仪，很多人开始留意自己和别人说话时口腔有异味，为此不免内心惭愧，也不好意思跟别人交流，变得越来越不自信。我相信没有人愿意承认自己是这样的人，更不希望别人对自己说："你口腔里味儿不太好，你有口臭。"想象一下，那也太难为情了吧。

现在，我们就来学习如何对付烦人的口腔异味。

专业的口腔气味测评

要想治疗口腔异味，首先要评估病情程度。评价口腔异味的程度主要有两种方法：①靠人去闻，简单直接，但易受主观性影响；②是靠仪器检测，硫化物探测仪可以测量与口腔异味有关的气体含量，比前者略复杂，但结果更客观准确。

针对原因治疗口腔异味

进行口腔异味治疗时首先要排查全身性疾病，比如确诊胃病就要积极治疗，这样就可以从病因上控制和缓解口腔异味的程度。

若有患牙存在龋洞，细菌分解腐烂牙齿和食物残渣产生异味，经过牙体治疗后可以减轻。

若有位置不正的智齿，日常清理不及时，蓄积的食物残渣和软垢导致周围牙龈发炎产生臭味，需要拔除智齿。

若患有牙周疾病，口腔异味大部分来源于牙周病变，此时需要进行牙周治疗，彻底清除龈下菌斑和牙石这类异味制造者。

此外，为了获得更好的口腔气味，在日常生活中可少吃味道浓重的食物，如蒜、葱、韭菜等，尽量少吸烟，同时每天坚持做到彻底清洁牙齿，包括刷牙，使用牙线、牙间隙刷、漱口水、冲牙器等，并且定期洗牙，这样就能保证你的口气清新了。

五、牙齿松动往往是重度牙周炎的表现

你是否有过吃饭时牙齿松动，感觉咬不动硬东西呢？这时一定要引起重视，很可能已经患上了重度牙周炎。

牙周炎的"罪魁祸首"是堆积在牙面上的菌斑和牙石，它们刺激牙龈形成深牙周袋，并且破坏牙根周围的牙槽骨，导致牙槽骨吸收，因此出现了牙齿松动。就像大树，随着土壤流失，根都露在了外面，自然就会出现松动。

对于这类伴有牙齿松动的重度牙周炎，首要任务是控制病情，防止进一步发展。对于那些无法保留的严重松动的牙，需要尽早拔除。有些人对拔牙这件事非常抵触，坚决不听从医生的拔牙建议。如果有一颗严重松动无法保留的牙齿需要拔除而不拔，它就像一个污染源，会影响其他可以保留的牙，最后的结果就是掉的不仅仅是一颗牙。对于仍有希望保留的松动牙，就要积极进行治

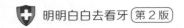

疗，延长它们的使用时间。

对于牙周炎的治疗效果要有合理的预期，千万不要以为牙周治疗后就能恢复到患牙病之前的状态。牙周炎经过治疗，可以控制病情不再发展，但是并不能使已经丧失的牙槽骨和萎缩的牙龈重新长回来。

同时，控制牙周炎最关键的因素是保持口腔卫生，有效刷牙，采用多种牙齿清洁手段，控制菌斑，才能防止疾病进一步发展。

六、想让自己的牙齿更白吗？

决定牙齿颜色的因素

爱美之心人皆有之，现在的人们越来越注重自己牙齿的美观，希望自己的牙和镜头前明星的牙一样亮白。这能够实现吗？能！那要怎么做呢？别着急，我们先来了解一下哪些因素会影响牙齿的颜色。

1. 内源性因素

（1）牙齿发育的原因：如果牙齿在发育期间接触了过量的氟化物，牙齿表面会形成黄白相间的不均匀斑块，这样的牙齿称为氟斑牙。另一种情况是，在牙齿发育期间，若服用了过多的四环素类药物，就会导致牙冠变成灰暗的颜色，形成四环素牙。这两种因素导致的都是发育性的牙齿变色。

（2）牙体牙髓疾病：当牙齿受到外伤或患了牙髓炎而导致牙髓坏死后，如果没有及时治疗，牙齿就会逐渐变成暗褐色，并且越来越严重。进行牙髓治疗后的牙齿如不进行修复治疗，牙冠也会变暗。

2. 外源性因素

（1）进食有色食物：如果长期食用颜色较重的食物，如大量酱油烹制的菜和肉，或长期饮用颜色较重的饮品，如可乐、咖啡、浓茶、红酒，就会使牙齿表面染上黄褐色，影响美观。

（2）不良习惯：如果牙齿长期刷不干净又不洗牙，牙面逐渐堆积大量的菌斑、软垢和食物残渣，就会失去其原本的颜色。如果再加上吸烟的话，牙面会变得更加暗黄。

🦷 让牙齿更亮白的方法

了解了让牙齿变得不白的这几种原因，接下来就是您最关心的问题了，怎么让我的牙更亮白呢？

若是牙齿发育所致的轻微变色，可以采用牙齿美白的办法加以改善。口腔医生一般会使用专业的牙齿美白治疗技术，这种技术是目前最常用的牙齿美白治疗技术。超市里有一些美白牙贴产品也可以帮助牙齿达到美白的效果，但是这些产品需要使用 2 周左右的时间才能获得牙齿颜色的改变，如果不能坚持，就可能半途而废。这两种美白方法的原理是一样的，即采用过氧化物凝胶，在牙齿表面和内部发生氧化还原反应，分解牙齿内部的色素，从而达到牙齿亮白效果。

牙齿美白听起来很美好，但是会不会对牙齿有伤害？不用担心，现阶段的牙齿美白方法对牙齿几乎没有伤害，治疗过程也没有什么痛苦，非常安全。美白治疗的当天晚上可能会有轻微的敏感症状，但一觉醒来就一点异样的感觉都没有了。

当然，这种美白治疗方式只是对于相对轻微的牙齿变色具有很好的效果，对于严重的牙齿变色，则只能由专业的口腔医生进行修复治疗，通过做冠或贴面等修复方法，来给牙齿穿上洁白的外衣。

对于外源性牙齿着色，例如牙齿表面长期有烟渍、茶垢色素等积累导致牙齿表面着色，则要先进行彻底的牙齿洁治、抛光，必要时还要进行喷砂处理，让牙齿表面恢复清洁，之后才可以判断是否需要进行牙齿美白治疗。

说到这里，还要送给大家一个温馨的小提示：亚洲人的天然牙齿其实并不是纯白的，当你站在自然光下时，可以看到天然牙齿是一种带有清透感觉的白，仔细看还能看到从牙齿内部透出的淡淡黄色。正常的白才是健康的美，不要一味追求雪白的颜色，当心过犹不及。

七、牙齿缺失要及时修复

缺牙的原因多种多样，比如意外创伤、牙周疾病导致松动脱落、严重龋坏不能治疗而拔除，甚至是先天缺牙。牙齿缺失最直接的危害就是影响进食，导致咀嚼功能下降，时间久了就会影响全身的营养摄入。同时，牙齿长期受力不平衡还会出现偏侧咀嚼，影响颌面部和关节对称，进而影响面容美观。所以，缺牙应尽早修复。

根据牙齿缺失的数目和位置，有几种不同的修复方法。

种植牙是最理想的修复形式

如果缺牙区域的牙槽骨足够丰满，在缺牙区的牙槽骨上植入人工牙根，几个月之后，人工牙根就可以和牙槽骨结合在一起，之后再制作上面的人工牙冠，就可以恢复缺失的牙。种植牙的最大优势就是不用磨牙，而且其美观性和功能都是跟自己的天然牙最接近的。因此，种植修复已经成为目前主流的修复方式。

牙槽骨条件好的患者可以做种植牙，那么牙槽骨条件差一些的患者就不能种牙了吗？当然不是。当牙槽骨条件良好时，种植牙手术会比较简单，几乎没有痛苦。但是如果牙槽骨有明显吸收，骨量不足，就需要进行植骨处理，保证种植进去的人工牙根稳定。

固定桥也是一种选择

对于个别牙齿缺失，如果相邻牙齿不松动，牙龈健康，也可以选择固定桥修复。这种修复方式不需要手术，过程快捷，修复完成后患者感觉舒适，无需摘戴，效果也很好。其缺点是需要把缺牙两侧或一侧的邻牙磨小，有些情况下可能会对牙髓造成刺激，甚至诱发牙髓炎。这种情况一旦发生则需要做牙髓治疗。

🦷 什么时候选择活动假牙？

缺牙多又有严重牙周疾病，除了种植牙，就只能选择制作可摘戴的活动假牙了。它的优点是价格相对低廉，更改设计、重新制作比较容易。其缺点是美观性和舒适性都比种植牙或固定桥差很多，咬东西也不那么有劲，一般只有不适合进行种植牙或固定桥修复的患者，或者对修复效果要求确实不太高的中老年患者会选择这种修复方式。

八、牙齿不齐要尽早正畸

牙齿不齐是如何造成的呢？这里涉及两个先天因素：牙和颌骨。如果在发育过程中颌骨的空间不够牙齿整齐排列，就会造成牙列不齐。另外，不良口腔习惯、长期缺牙、牙周炎等后天因素也对牙列不齐的发生有影响。牙列不齐的危害：①不美观；②错位的牙齿难以清洁干净，很容易发生龋齿和牙周炎；③不整齐的牙齿往往有着不同程度的咬合问题，影响牙齿切咬、研磨等功能。

牙列不齐自己是没有办法可以处理的，一定要找专业的口腔医生排齐牙齿，这就是正畸。

正畸过程简单来说是这样的：先完善相关检查制订治疗方案，有的患者可能需要拔牙，再配戴矫治器，随后定期复查，最后还需要戴一段时间保持器。

目前传统的矫治器是固定矫治器，俗称"牙箍"。它需要固定在牙齿表面，通过不断调整力度使牙齿逐渐移动，慢慢排齐。传统的固定矫治器是金属的，看上去不怎么美观。现在有很多跟牙齿颜色接近的陶瓷材料矫治器，对美观度的影响小很多。随着技术的发展，出现了舌侧矫治器和隐形矫治器，这些都是专门为爱美人士设计的，在正畸的同时也能拥有美丽的笑容。

🦷 年龄不是正畸治疗的限制条件

不要觉得年龄大了，不能正畸了，正畸治疗是没有年龄限制的，下至十几岁的青少年，上至七八十岁的老人，都可以通过正畸来排齐自己的牙齿，但是成年人正畸需要的时间通常比青少年长。一般来讲，最适宜的正畸年龄是换牙以后，也就是 12~13 岁，这个年龄的正畸过程通常只需要 1 年到 1 年半的时间。大体来说，12~18 岁都可以算是正畸治疗的最适宜时间。年龄越大，正畸时牙齿移动就越困难，正畸治疗所需要的时间就越长。所以，如果发现孩子牙列不齐，应该尽早找医生进行诊治。

在正畸治疗完成后，需要坚持配戴保持器，避免复发，影响美观效果甚至咀嚼功能。所以，完成正畸治疗后一定要坚持配戴保持器保卫自己的胜利果实。

需要强调的是，在整个正畸过程中，每天都需要彻底清洁牙齿，按照医生的指导严格保持口腔卫生，以免到最后牙齿虽然排齐了，却发生了龋病或牙周病。如果觉得自己牙齿刷得不彻底，可以选择专门为正畸患者设计的正畸牙刷，它可以有效清洁牙齿表面矫治器根方的龈缘部位。本书第十三章将对正畸治疗有详细的介绍。

九、即使觉得牙齿没有问题，也应该定期看口腔医生

定期口腔检查，早发现，早治疗

现在很多人越来越重视身体健康，每年定期全身体检。其实牙齿也是一样的，需要重视和关爱，需要定期到专业的口腔医疗机构进行全面的检查。

一般的检查内容包括以下几个方面：①检查口腔卫生状况。医生可能会让您拿着镜子，亲自看自己牙齿的情况，指出哪些位置没有刷干净，然后向您讲解更有效的刷牙方法。②逐一检查每颗牙齿是否有龋齿，牙龈是否有炎症，以及智齿的生长情况。③根据口腔情况进行必要的相关检查，例如拍摄 X 线片。经过上述步骤，如果有任何异常情况，医生会及时告诉您，帮助您做到早发现、早治疗，把疾病扼杀在摇篮里。

牙齿的所有疾病和身体其他部位的疾病一样，都有一个共性，就是早发现、早治疗，效果好，痛苦小，费用少。聪明的您一定明白定期检查牙齿的重要意义了吧！

送给牙齿的礼物——牙周洁治

我们每年口腔检查的时候，都应该进行一项重要的保健工作——牙周洁治，也就是洗牙，这也是我们送给牙齿的一个礼物。

无论每天多么认真地刷牙，应用牙线、牙间隙刷、冲牙器等辅助工具，也难免会有一些角落是不能完全清洁干净的，而且每个人都难免有懈怠的时候。所以，定期洗牙、彻底清洁非常有必要。由于每个人牙齿的健康情况不同，所以洗牙的周期也不一样。对于口腔卫生情况比较好的人来说，每 6 ~ 12 个月洗 1 次牙就可以；对于牙周病患者来说，需要每 3 ~ 6 个月洗 1 次牙，防止牙周病进一步发展；对于重度吸烟患者，建议每 3 个月就要洗 1 次牙，并尽量戒烟。

爱牙的目标——预防是关键

牙齿疾病要防患于未然，只要适时采用适当的预防措施，就可以防止、阻断疾病的发生。每天坚持认真刷牙、使用牙线，是最基本也是最重要的预防措施，不能为任何手段所代替。

成年人的防龋措施主要包括刷牙，使用牙线、牙间隙刷，局部用氟和定期看医生。局部用氟可以通过长期使用含氟牙膏来降低龋病的发生率，也可以到口腔医生那里做高浓度的氟化物涂布，提高牙齿的坚固性和防龋的能力。每年定期看口腔医生 1 ~ 2 次，包括口腔基本检查和洗牙。

家里有孩子的父母一定要知道，对儿童来讲最重要的龋病预防方法是进行窝沟封闭。刚萌出的年轻恒牙有较深的窝沟，这些部位非常容易堆积细菌，难以清洁，容易发生龋病。此时，在深窝沟处涂上一层树脂材料，就可以阻断外界细菌的侵蚀，可以有效防龋。这部分详见本书第十二章。

每年定期洗牙也是一种非常重要的预防措施，可以及时清除堆积的菌斑、

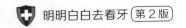

牙石，有效预防牙周病。

最后，还是要不厌其烦提醒大家，保持牙齿清洁是每天的任务，定期检查、洗牙是长期的好习惯。若能做到牙齿有病早发现、早治疗，你就是赢家！

（田洪琰　詹雅琳　许桐楷　文　艺）

第四章

做好准备，
让看牙更顺利

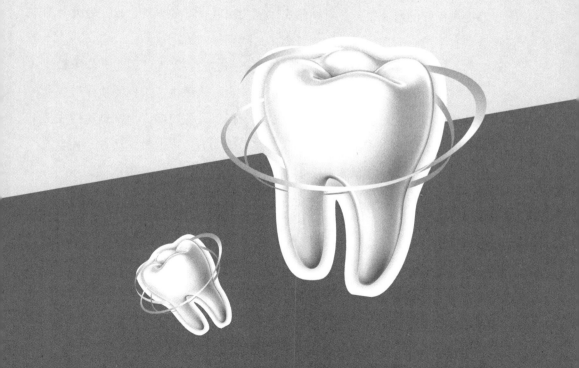

一、医院和诊所都可能是正确的选择

看牙首先需要考虑去哪里看的问题,去医院还是去诊所很多人都拿不定主意。由于不同的口腔医疗机构管理水平、技术水平参差不齐,如何选择最适合的口腔医疗机构就医就是一个很重要的问题了。为方便大家选择,这里对各类口腔医疗机构加以介绍,以后看牙就知道上哪看啦。

口腔专科医院——最具实力的专业诊疗

口腔专科医院分为两类:一类是大学或医学院附属的口腔专科医院;另一类是专治口腔疾病的临床型专科医院。

口腔专科医院简单讲就是专门看口腔颌面部疾病的医院。其特点是规模较大,硬件齐全,设施完备,专业性强,专家多,能为疾病的检查、临床诊断及治疗等提供良好的专业服务。对疑难病、复杂病可进行多学科会诊,为患者制订符合其实际情况的综合口腔诊疗计划,达到理想的治疗效果。

另外,大学或医学院附属口腔专科医院还培养口腔医生。因为有临床教学任务,所以患者看病时可能会遇到实习医生或者进修医生。疾病的治疗过程也是医院的教学过程,可能患者不太喜欢这样,但每一位口腔医生都是这样成长起来的,希望大家可以理解配合。而且,正是因为有这样的教学任务,大学或医学院附属口腔专科医院的水平才能与时俱进。此外,虽然是由年资稍浅的医生接诊,但整个过程都由上级医生全程监督控制,可以保证医疗质量。由于口腔专科医院分科比较细,治疗过程中可能会经历多次挂号、多次排队的情况,比较费时间。

建议:如果口腔疾病较多而且复杂,那么还是选择口腔专科医院,以达到更好的治疗效果。

综合医院——最全面的医疗水平

综合医院口腔科既有口腔各专业的专家,也有许多口腔全科医生,他们通常掌握了口腔医学两个以上亚专业常见病、多发病的诊疗技术，因此治疗过程中不必在多个医生间反复挂号，能够节省一定的时间。所以，综合医院的口腔科是很多患者看牙最常去的医疗机构。

综合医院口腔科常见病、多发病的综合诊疗能力较强。并且，综合医院的口腔科有其他科室做强大后盾，如果涉及全身性疾病时，科室间的协作就很有优势了。

建议：一般的口腔疾病可以去综合医院口腔科就诊。如果在患有口腔疾病的同时，还伴有其他全身性疾病，为了身体安全，去综合医院的口腔科比较好，因为诊疗中一旦出现问题，可以及时转诊到相应科室治疗。

小贴士：我们在选择医院时会发现不同医院被划分了等级。级通常指的是医院诊疗所覆盖的区域。三级面向省、市乃至全国，二级面向某一区域，一级面向社区、街道。级别越高，医院等级越高。

口腔专业诊所——专业人员的良心，口碑最重要

口腔专业诊所在国内已经具备一定的规模，国内一些大城市也有了一些由非常高级、非常专业的医生所开设的口腔专业诊所，可以为患者提供高医疗水准的治疗。口腔专业诊所的优点是比口腔专科医院更灵活、个性化，患者可以获得比医院更好的服务。其缺点是由于不能做到口腔专科医院或者口腔连锁医疗机构那样的经营规模，成本有时较高。同时，口腔专业诊提供诊疗服务的很多是高级别的医生，还会在就诊环境、诊疗时间等方面为患者提供最大程度的便利，所以在治疗费用上有时会较高。

建议：对于诊疗环境、服务形式及诊疗便利性等方面有较高要求，同时想获得专业的口腔诊疗，可选择由专业人员开设的高端口腔专业诊所。当然，现在国内有不少非口腔专业人员开设的诊所，其治疗水平好坏不一，需要仔细分辨。

口腔连锁医疗机构——品牌效应，商业运营

目前在国内有很多连锁的大型口腔医疗机构，在某一个品牌下，通过商业

化、规模化经营，在很多城市开设许多分院，类似于连锁快餐店、便利店。

这类连锁医疗机构大多分布在居民生活社区，方便患者就医，避免了去大医院排队挂号、医疗流程烦琐等问题。

多数口腔连锁医疗机构定位中高端，能够解决基本医疗问题，同时可以提供比医院更好的配套服务。连锁医疗机构非常注重品牌效应，有着医院不可替代的便捷优势，是适合普通患者解决常见口腔问题的"便利店"。

建议：医疗服务中最重要的因素是人，无论在什么样的医疗机构中，都需要找到最合适的医生。如果牙齿问题不严重，工作忙没有时间到医院，口腔连锁医疗机构离家又近，又能够找到非常放心的医生，也是很好的选择。

二、看懂专科医院里的科室设置

在国内，大部分普通老百姓还是习惯去医院看病。如果去综合医院看牙病，只需要挂口腔科的号就可以了。但是，到了口腔专科医院时，看似简单的挂号问题却突然变得复杂起来，有时会不知道自己该挂哪个科室的号，有时排了半天队挂上号或者网上好不容易抢到号后，却发现挂错了科室，真是太让人头疼了。那么口腔专科医院的各个科室都是治疗什么口腔疾病的呢？看牙病时该怎么选择呢？下面就为大家简单介绍。

牙体牙髓科：治疗牙疼和补牙

牙体牙髓科主要针对牙疼问题、牙齿缺损问题，包括各类龋齿，牙疼，牙齿敏感，牙体牙髓组织疾病的预防、诊断和治疗等。

口腔颌面外科：拔牙、外伤、手术

口腔颌面外科主要负责拔牙，以及涉及颌面部疾患的诊断和外科治疗，包括口腔颌面部的炎症、肿瘤、畸形、外伤、异物，唾液腺病，颞下颌关节紊乱病，唇腭裂及三叉神经、面神经疾患等。

🦷 口腔修复科：镶牙

口腔修复俗称镶牙。从某一颗牙缺了一部分，到缺了一颗牙、几颗牙，以及口腔内牙齿全部缺失，都需要找口腔修复医生镶牙。

需要大家知道的是，如果口腔内有很多问题，已经缺失牙齿或者有牙齿要拔除，那么治疗的最终目的其实是镶牙，应该首先找口腔修复医生检查，医生会制订综合治疗方案，之后按照此方案进行系统治疗，最后再回去找口腔修复医生镶牙。按照这样的流程可以少走弯路，为大家省去很多麻烦。

值得一提的是，目前非常流行的牙齿美容也以修复专业为主，贴面修复、全瓷冠修复等都是改善牙齿美观、提升微笑魅力的重要手段，如果有这方面的需求，通常应该挂美容修复专业的专家号。

🦷 牙周科：治疗牙龈红肿、牙龈出血、牙龈萎缩、牙齿松动

牙周科主要负责治疗牙周疾病，比如刷牙出血，或牙齿上有明显的色素、菌斑、牙石，再或者出现牙龈红肿、疼痛、出血溢脓，牙齿松动移位，咀嚼无力，口臭等情况时，都应该去找牙周医生。

牙周科最常见的治疗是牙周洁治术，俗称洗牙。牙周病患者还需要进行更深入的治疗，即龈下刮治术，以及各类牙周手术。

🦷 口腔黏膜科：治疗各类口腔黏膜疾病

除口腔溃疡外，当您发现唇红、唇颊、舌、腭、口底及舌腹、咽、牙龈等口腔黏膜有斑、丘疹、疱、糜烂、结节、坏死、白色或红色病损等病变发生时，应该首先考虑到口腔黏膜科就诊。

🦷 正畸科：矫正牙齿

牙齿矫正也就是人们常说的戴牙箍。正畸科主要治疗牙齿不齐、咬合关系异常等。有些医院还能提供睡眠呼吸暂停综合征（俗称"打呼噜"）的正畸治疗。

🦷 儿童口腔科：治疗 16 岁以下儿童、青少年的牙病

儿童口腔科主要给 16 岁以下儿童、青少年看牙。其治疗范围包括龋病、牙髓及牙根尖部的病变、牙龈和牙周病、牙齿替换过程的异常及早期错𬌗畸形、外伤等。此年龄段的孩子要么处于乳牙列期，或者正在换牙，或者刚换完牙，他们的牙和成人不一样，所以治疗也需要特殊考虑。

🦷 口腔种植科：种植牙

口腔种植科主要负责种植牙。在很多医院中，很多科室都能做种植牙，不少医院还有单独的口腔种植科。不论在什么科室，口腔种植医生都是以种植工作为主体。

如果您口腔存在缺失牙，希望通过种植牙进行修复，就应该直接挂口腔种植科的号。如果您口腔内有不能保留，待拔除的牙，也可以先挂口腔种植科进行检查、咨询，有些情况下拔牙的同时可以种植牙，可以减少一次手术的痛苦。即使不能同期种植，也可以了解拔牙后多久是种植的最佳时机、种植的费用和疗程等问题，以便做好后续准备。

🦷 综合性科室（综合科、特需科、特诊科）：综合诊疗，方便就诊

越来越多的口腔专科医院都在陆续开设综合性科室，而且其规模也越来越大。

实际上，在口腔医学学科发展中，一直就有一种争论：学科应该继续细化，还是应该综合？这是全世界口腔医学界都在探讨的问题。

很多患者口内有很多问题，涉及多个科室，在口腔专科医院里要挂不同的科室就诊，在几个科室之间多次诊疗会耗费患者非常多的时间和精力。同时，很多时候需要从多学科的角度去考虑疾病，才能获得最佳的治疗效果。

正是因为认识到了这一点，很多口腔专科医院陆续开设了综合科等综合性科室。综合性科室可以为患者提供多学科综合诊疗，不仅可以方便患者就医，

同时也可以提供更为合理的治疗方案。

综合性科室里通常有两类医生：一类是比较年轻的综合科医生，他们通常对各个亚学科的专业知识有着比较扎实的基础，毕业后进行各专业综合培养，具备比较全面的能力，可以为患者提供综合诊断和综合治疗的服务。一般性的临床问题由这样一位医生就可以解决，让看病变得更简单。另一类是高年资的专科医生，他们在某一个或两个专科里具有深厚的知识积累和丰富的临床经验，同时具有多专业的开阔视角，可以作为科室内年轻医生的专业后盾，把握复杂疑难病例的整体治疗方向。

综合性科室在口腔专科医院里已经越来越重要，在不同医院里也可能会有不同的名称，除直接叫综合科以外，有时还被称为特需科、特诊科等。

三、怎样选择牙科医生？

很多患者到了选医生的时候就会很疑惑，在挂号时会看到医生有不同的级别：住院医师、主治医师、副主任医师及主任医师。这些名称都是什么意思呢？一般来讲，副主任医师及以上的医生被称为专家，是根据医生的职称、工作年限、职务及专长等的习惯性称谓。

去医院看病，无非是想知道得了什么病，能不能治，该怎么治。那么，治疗前该选什么样的医生是患者面临的一个重要问题。

疑难杂症治疗：选大专家

专家一般都有独特专长，临床经验丰富，治疗技术高超。如果病情较为复杂，那么挂专家号当然是首选。

因为专家一般要承担很多教学、科研以及行政方面的工作，出诊的时间有限，慕名前来的患者也多，因此每个患者看病的时间可能比较短。越是高级别的专家，就越面临这样的问题。所以，如果自身的疾病并非特别疑难，不一定非要挂高级专家号。

🦷 常规治疗及定期检查：熟悉的医生

如果是常规治疗或定期检查，最佳选择应该是主治医师。他们年富力强、思维敏捷、做事认真，事业正处在上升期。同时，由于其他教学、科研等任务相对较轻，出诊时间相对固定，既有利于疾病诊治，又能避免看一次换一个医生，更有利于一般疾病的治疗和复查。

选择医生时可以通过朋友或亲戚推荐的方式，这样可以增进彼此信任与熟识，有助于今后的治疗。或者可以从当地的医疗管理机构或医院名单资料中选择自己信任、熟悉或口碑好的医生。

🦷 基础治疗及日常维护：给自己个机会接触更多的医生

如果是牙齿基础治疗及日常维护，那么普通号与专家号其实区别不大，普通号对大多数疾病都适用。一般来说，临床上 80% ~ 90% 的患者看普通号就能解决问题。所以，如果是因为常见病初次到医院就诊，挂个普通号，由住院医师治疗也没有问题。

在普通疾病的诊疗过程中，可以结识更多的年轻医生，了解他们的能力，也许这些医生将来能成为自己的牙齿保健医生。

🦷 与口腔医生做朋友：拓展人脉关系

现在，各种各样的口腔医疗机构遍布身边，最理想的是寻找一位让您感觉非常舒服和信任的医生做朋友。

找到一个值得信任的牙医，互相欣赏，互相尊重，不仅可以成为多年的老朋友，还能让他成为您的"私人保健医生"。一旦牙齿有了问题，一个电话就会得到帮助。

一个了解您口腔情况的医生更容易提出最适合的治疗方案：什么时候该补牙，什么时候该拔牙，什么时候该镶牙，减少了很多麻烦的同时，在治疗费用上也会得到最合理的建议。

四、看牙前的准备

🦷· 睡个好觉，保持良好的心情

1. 放松心情，治疗过程不会太痛苦

对于看牙病，多数患者都有一种恐惧感，所以，即使患了牙病也不愿治疗，这样不但耽误了最佳治疗时机，也使治疗更复杂、更费时、更费钱。其实，现在的治疗技术非常先进，医生也会照顾患者的感受，所以大多数治疗并没有想象的那么痛苦。

2. 焦虑情绪反而会增加痛苦

因为生病而情绪低落通常是正常现象，但我们要注意自我调节，千万不要给自己过大压力。焦虑紧张反而会加重疼痛感，或者导致与医生交流不畅，甚至引发争吵或失去对彼此的信任，非但不利于治疗，还会使心情更糟。

3. 良好的心情带来良好的沟通，医患都舒服

良好的心情带来良好的沟通。医生和患者不是上下级关系，不是商业关系，不是上帝和信众的关系，当然也不是消费者和商家的关系。医生和患者之间应该是平等的，建立在互相信任基础上的沟通对于治疗顺利进行非常重要。多数患者在治疗牙病前都会有恐惧心理，所以更愿意找一个自己信任的医生。这就需要患者与医生在治疗前进行良好的沟通，建立起互信，同时使医生充分了解病情。患者对医生的信任程度越高，心情自然也越放松，治疗自然更顺利。

🦷· 关于早饭

1. 多数人需要吃好早饭

看牙病前一般都应该吃好早饭再去医院。大多数患者由于牙疼，经常会食欲不振，又想着尽快去医院解决问题，因此起床后不吃早饭就急急忙忙赶到医院。治疗时见到医生拿起牙科器械，不免会产生紧张心理，结果出现头冒虚汗、手指冰凉，甚至神志昏迷的低血糖症状。这主要是由于饿、累、紧张所造

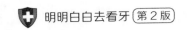

成的。因此，看牙前应该吃好早饭，特别是需要拔牙、种植手术的患者，一定要吃过早饭后才可以进行治疗或处置。

2. 特殊化验需要空腹

有些检验项目随时都可以进行，不需空腹。但对于特殊项目的化验，则需要空腹抽血检查，如肝肾功能、血脂、血糖等，这在所有的医院都是一样的要求。对此，有些患者不理解，有的患者甚至不遵医嘱。

为什么有些化验项目要空腹抽血检查呢？这是因为：①空腹能排除饮食等因素的影响，能够反映人体血液中的真实情况，使检查结果更可靠；②进食后，食物中的某些成分进入血液会影响结果的准确性；③进食后，血液中会产生大量微粒，使血液变得"浑浊"，影响检测结果。因此，为了使检查结果更精确，避免出现误诊，为了自己的健康，一定要遵医嘱。

3. 容易恶心的患者看牙前要少吃东西

有些患者特别容易恶心，平时刷牙、漱口都会恶心、作呕。治牙时器械经常要进入口腔，强烈的恶心会导致治疗无法进行。所以，这类患者就诊前最好少吃东西，以免造成呕吐、窒息等问题。对于儿童患者，一般建议在治疗前4小时内避免进食。

4. 日常药物还请正常服用

有些中老年患者日常会口服一些治疗慢性病的药物，比如控制血压、血糖、血脂等的药物，这些药物是身体状态稳定的保证，除非有特别的医嘱，在看牙前还请继续正常服用。

清洁好牙齿

1. 不喝有色饮料，别让牙齿变色

看牙病前几天要少喝含有色素的饮料，例如咖啡、浓茶、红酒、可乐等；也不要吃使牙齿容易着色的食物，例如酱、深色调味料、咖喱等。同时，也不要吃饼干等带渣食物，以及黏牙的奶糖、软糖等。因为，它们不仅会让牙齿变色，导致医生无法准确判断牙齿健康状况，还会加重牙齿或其周围的不适感。

2. 不吃有刺激性味道的食物

有刺激性味道的食物尽量别吃。这是因为即便刷了牙，也会在张口的瞬间发出令人尴尬的异味，特别是韭菜、大蒜等气味重的食物，以免影响口腔正常气味，影响医生对口腔疾病的诊断。此外，刺激性食物的味道容易让医生无法集中精力诊疗。

3. 刷牙后再去看牙医

在看牙病前要认真刷牙，清洁牙齿。因为饭后牙齿周围会堆积很多食物残渣，检查时会看不清牙齿状况。如果不刷牙，口腔医生会将一部分时间用于清洁牙齿，延长了治疗时间。因此，看牙病前先刷牙，并且不要再吃东西，直到看完牙病为止。

穿着简洁，方便活动

看牙病时要穿着简洁，方便活动。在治疗过程中需要反复漱口、冲洗，即使围有胸前保护巾，也会有喷溅，稍不注意就会弄脏衣物。所以，去医院看牙病，穿着不仅要简洁，还要方便活动。女士不要穿过于高档的服装，不佩戴过多的饰物，不穿皮草等毛绒过多的衣物。男士则应尽可能不穿西装，不系领带。

不要浓妆艳抹，医生需要看到你的真实状态

为了让医生见到患者的真实状态，便于发现病征，明确诊断，所以在看牙病前不要化妆，更不要浓妆艳抹。如有需要也应尽量着淡妆，以免掩盖病情，影响医生诊断。

身体各项指标与看牙病的关系

1. 心脏状况、血压、血糖是重要的指标

很多患者在治疗牙病时都会因精神紧张而使血压、血糖等身体各项指标发生变化，这对于身体健康的患者来说没什么太大影响，可对于高血压、心脏病患者，尤其是老年患者，就显得尤为重要了。

由于治疗中的刺激和患者自身的紧张，在治疗牙病时随时都存在着全身性疾病发作的危险，如晕厥，休克，突发心梗、脑梗等。所以，如患有心脏病、高血压、糖尿病等疾病，在治疗牙病之前，务必提前告知医生，以便做好应急措施，防止发生意外。

在各项身体指标中，心脏状况、血压情况、血糖情况是重要的指标，如果这些指标存在问题（收缩压180mmHg以上，血糖8mmol/L以上），很多口腔科治疗是不能轻易进行的。

2. 控制好指标再去看牙病，医生也怕冒风险

您可能听说过高血压、心脏病等疾病，但不了解为什么患有这些疾病的患者，看牙病一定要慎重。因为对于此类疾病患者，轻微疼痛就可能引发血压升高，加上治疗时精神紧张，很可能引起心律失常、急性心肌缺血、昏厥等意外，重症者还可能导致严重后果。

为避免治疗过程中出现意外，如果存在这些高风险疾病，最好做好以下几点：①选择正规的口腔医疗机构就诊，因为这些机构除了备有完善的急救设施，还有很多有丰富抢救经验的医生，能保证安全；②治疗前一定要告诉医生自己的病史，以免造成医生误判风险；③在治疗当天足量服药，尽量控制好身体各项指标，尽量降低治疗风险。

一些有心脑血管病史的患者需要常年服用抗凝药物。此时如果进行拔牙、种植手术等有创伤治疗，则会有较多出血，可以在治疗前咨询相关的内科医生是否可以停药或者减量。通常并不要求患者停药或者减量，对于风险较高的患者，就算术后局部增加一些出血量，也好过心脑血管出现意外。

带好以往看牙病的病历资料

1. 带着以前的病历资料来看牙病

看牙病时要准备好以往的病历资料，这样可以让医生更好地了解疾病发生、发展的全过程，使诊疗更行之有效。

牙病治疗不同于其他治疗，需要多次复诊，有些患牙即使治疗也会引起一

些暂时性的并发症，因此，保留原始病历对于医生诊断和进一步治疗非常重要。有些患者对病历和 X 线片等很不在乎，而且每次均重新使用新的病历本，这对于治疗是非常不利的。

建议：为了治疗的连续性，要好好保管病历和辅助检查资料（如 X 线片、化验单等）。就算纸质的资料不好保存，都拍在手机里也是个办法。

2. 全身性疾病、遗传病、药物过敏史等要如实告诉医生

看牙病之前医生会详细询问您的全身情况、遗传病史及药物过敏史等情况，千万不要嫌烦，这是为了更好地治疗。因为口腔疾病与全身健康有着密切的联系，全身系统性疾病可累及口腔，在口腔内出现各种表现，口腔疾病也可以引起或加重全身其他器官的病变，影响全身健康，如高血压、肝功能异常等都会导致牙龈易出血。因此，不管是药物过敏史，还是家族史，都应如实告知医生。

所以，看牙病前应了解清楚自己以往的病史以及家庭主要成员以往的病史，让医生全面掌握情况，避免各种诱发因素，出现药物过敏等不良后果。

辅助检查

1. X 线片或者 CBCT 胜过千言万语

当医生为患者治疗牙病时，常常建议患者拍摄 X 线片或者 CBCT，这是为什么呢？简单来说，拍 X 线片或者 CBCT 是为了解决某些诊断上的问题并了解牙根和根尖周组织情况，以便进行治疗。

医生可根据 X 线片或者 CBCT 得到很多信息，如龋齿、根尖周炎、牙周炎、牙槽骨的吸收情况、剩余牙槽骨的质和量、牙齿发育、治疗效果及恢复情况。换句话说，患者不开口，病情自呈现。有时原来的病历资料丢失了，仅仅凭借一张 X 线片或者 CBCT，我们也可以获得以往牙齿疾病和治疗的大量信息。

具体应该拍摄 X 线片还是 CBCT，需要由医生根据病情和治疗需要判断。

2. 全身体检报告对口腔医生也有参考意义

全身体检报告会让医生及时发现影响身体健康的一些隐患，并能及时处

理，所以全身体检报告对于口腔医生来说也有参考意义。尤其是在进行较大型的治疗前，口腔医生也必须对患者的全身情况有所了解，及时出示近期的全身体检报告，可以简化检查治疗过程。

🦷 家人陪同

1. 一般治疗独自就诊就可以

现在医院看牙病都有比较清楚的流程，因此大部分情况下一人独自就诊就可以，不一定需要家人陪同。

2. 孕妇、未成年人、老人、有特殊疾病的患者及进行复杂手术的患者等需要家人陪同

特殊人群还是需要陪同的，例如孕妇、未成年人、老人、有特殊疾病的患者及进行复杂手术的患者。首先，家人陪同可以缓解患者看病前的紧张情绪；其次，对于这些人群来说，如需交费、取药或辅助检查时，家人陪同和协助会更方便；最后，对于较为复杂的疾病，医生说明情况后，往往需要患者和家人商量，在得到家属认可或签署书面同意意见后方能治疗。

3. 制订整体治疗方案及签署相关同意书时最好有家人陪同

当您的病情比较复杂时，第一次就诊最好有家人陪同。因为第一次就诊时，医生会根据您的情况和辅助检查结果进行诊断，并向患者和亲属如实交代病情，说明治疗方案、费用及预后等，此时需要患者和家属认可并签署同意书才能开始治疗。在之后的复诊过程中，不必每次都有家属陪同。

4. 和美学相关的复杂治疗应该由家人共同确认效果

和美学相关的治疗大多情况较为复杂，疗程较长，费用较高。专业医生经过全面检查后，会根据患者的实际情况，结合患者的不同需求，给予针对性的设计及治疗，而不是千篇一律用一种统一的治疗模式解决。

那么，这种针对性的设计是否符合您心里的标准？您又能否按治疗需求积极配合医生？每个人都有各自的认知与见解，所以当患者想通过美学修复牙齿的时候，不仅要考虑全口牙齿情况，还要考虑他人的美学评价。不管是美学修

复，还是正畸治疗，为避免患者对治疗效果不满意，一般需要您和家人在治疗前对治疗方案及预期疗效达到一致认同，才能开始治疗，以达到医患双方都认可的最佳效果。

说清问题

由于医生的工作量通常都非常大，能够为每位患者分配的时间比较有限，所以在就诊时要抓住自己疾病的关键，和医生沟通时直接切入主题就显得非常重要了。具体该怎么做呢？请看下面的内容。

1. 将症状、发病部位、发病时间、既往史等逐一告诉医生

把哪里不舒服，怎么不舒服，什么导致的不舒服，持续多长时间了，希望解决什么问题一并告诉医生，准确直接，医生能迅速把握疾病的重点。伴有头疼、胸闷、失眠等应该只能算是附属症状，可能是由于精神因素造成的，或者本来就是机体同时发生和存在的两种以上的不同疾病，应该放在后面说，同时最好另外安排时间去看口腔疾病之外的其他病症。此外，还应告诉医生曾经做过哪些治疗，治疗效果，哪些症状消失了或者减轻了，哪些仍然存在甚至加重了等。

2. 想解决多少问题，事先在脑子里列出顺序

一些患者来到医院，总是慌慌张张地叙述如何难受、痛苦，然后就迫不及待地要求医生开个特效药，把所有问题都解决了。对于这样的要求，医生只能说饭要一口一口吃，路要一步一步走，病也要一点一点治。

因此，在看牙病之前把自己想解决的问题按主次排列好，有顺序地告诉医生，才能更加自如地与医生沟通，将牙病一点一点地治好。

3. 有些问题医生一看就知道应该怎么办

专科医生由于常年接触各类病例，所以拥有丰富的诊疗经验。尤其是经验丰富的高年资医生，当他们见到一些常见症状时，会迅速指出病症根源所在，因病施治。此时患者所需要做的就是相信医生并配合治疗。

4. 提出疑问和想法，听从医生的建议

当患者对治疗有疑义的时候可以放心大胆地向医生说明，告诉医生所担心

的问题，不管是治疗次数、治疗效果，还是自己认为应该如何解决口腔疾患。开放式的交流有助于医患沟通，能够让医生深入体会患者的感受，在此基础上提出更加个性化的诊疗方案。

（刘　峰　许桐楷　王月玲　杨　坤　张祖燕）

第五章

定期牙周治疗，
保持牙齿健康

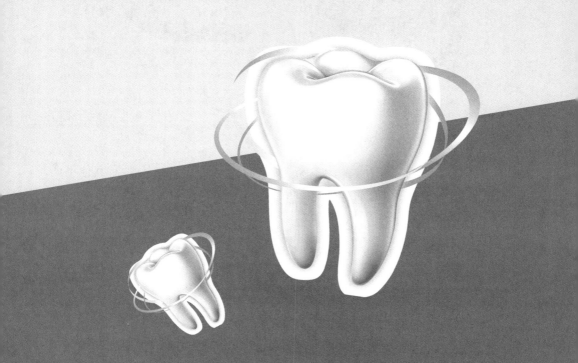

一、什么是牙周疾病？

牙齿的周围组织像土壤支撑着大树一样支持着牙齿

牙齿的周围组织包括牙龈和牙槽骨等，周围组织健康，牙齿就稳固。牙齿周围组织如果发炎，就会出现牙龈红肿出血等症状，慢慢就会导致牙周病（图5-1）。同时，牙龈深部的牙槽骨也会像水土流失一样变少。当牙槽骨破坏严重时，牙齿会松动脱落。

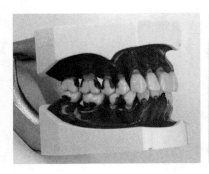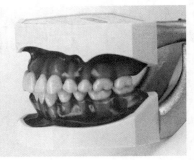

图 5-1　牙周炎（左）与健康的牙周（右）

刷牙出血可别不当回事

牙周炎被称为"隐形杀手"，在早期往往只是刷牙出血，没有其他不适，一般人都不会太在意。但健康的牙龈在刷牙时是不会出血的，一旦发生了出血，就说明牙周炎可能已经来到了您的身边。有的朋友发现刷牙出血后，再刷牙时就小心地避开牙龈，但这样只会使牙周问题越来越严重。

正因为牙周炎早期除了牙龈出血以外没有太多不适感，很容易被忽视，因此常会错过最佳治疗时机。刷牙出血常常是口腔发出的善意提醒，如果置之不理，一旦出现了牙齿松动、咀嚼无力、牙龈肿痛等更严重的症状，牙周炎就已经发展到了比较严重的阶段。

🦷 重度牙周炎会导致拔牙或掉牙

如果牙周炎没有进行适当的治疗，牙槽骨破坏可能会继续加重，发生溢脓、疼痛、牙齿移位或松动，严重时就只能拔牙了。此时如果不拔牙，牙槽骨持续吸收，牙齿会自行脱落，还会影响后续的修复治疗。而且，病变还可能会影响邻牙，等牙齿脱落的时候，邻牙常常已经很严重了。所以，关注牙周健康要尽早，不要等到牙齿脱落了才认识到牙周炎的危害。

🦷 怎样知道自己的牙周是否有问题呢？

牙周炎是慢性疾病，最开始出现刷牙出血，发展到牙齿松动、脱落，一般需要几年、十几年甚至几十年的时间。如何早期发现自己的牙周问题是治疗牙周疾病的关键。

牙周出现问题的早期通常有刷牙或咬硬物出血，比如咬苹果时发现有血。其他表现还有照镜子时发现牙龈红肿、口腔内有异味或口臭。牙周炎严重时会出现疼痛、溢脓、牙齿松动、咬合无力，或者牙齿移位、牙缝变大、牙龈退缩、牙根暴露等问题。

🦷 牙周病有什么危害

牙周病是危害人类牙齿健康的主要疾病，是导致成年人牙齿丧失的主要原因之一。而且牙周疾病的发病率很高，我国 4/5 以上的成年人患有不同程度的牙周疾病。但大家往往都不觉得自己的牙周有问题，因而错过了最佳的治疗期，这才是牙周病的可怕之处。

早期牙周炎不会引起明显的不适，但它会悄悄潜伏下来，缓慢破坏牙周组织，等注意到它的时候，牙周组织已经遭到了难以恢复的破坏。如果能早一点关爱牙周，很多牙齿就不会发展到脱落的地步。其实牙周炎并不真的可怕，可怕的是我们不重视它，任它一步步恶化。只有提高认识、合理预防、早期治疗，才能远离牙周炎的困扰。

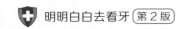

另外，已经有大量的科学研究证实牙周炎与全身健康有着密切的关系，例如牙周炎患者患糖尿病、心血管疾病的风险比牙周健康的人高。牙周炎并不是口腔中的小毛病，它还可能造成严重的后果。

为什么会得牙周病？牙周病会不会遗传？

牙齿上位于牙龈附近的菌斑是引起牙周疾病的主要原因。菌斑是一层非常黏的、薄的、透明的包含了大量细菌的膜，没有颜色，肉眼看不见，牢固地附着在牙齿表面。如果不认真刷牙，细菌将在此迅速生长繁殖。这些紧密贴附在牙面上的菌斑就会导致牙龈炎症，进而影响牙周组织健康。简而言之，牙周病的主要病因就是口腔卫生不佳。

下面就要讲讲正确刷牙以及使用牙线或牙间隙刷的必要性。

菌斑被清除几个小时以后很快又会出现，成熟的菌斑12小时即可形成，所以，每天早晚刷牙对控制菌斑很重要。有人错误地认为不吃饭口腔内就是干净的，可以不刷牙。其实当不吃饭或睡觉时，口腔内相对静止的环境更有利于细菌的繁殖。有人担心刷牙时牙龈出血而不刷牙，造成局部细菌进一步繁殖，牙周病会进一步加剧，出血情况也会越来越严重，这样就形成了恶性循环。也有人在刷牙时特意避开牙龈。事实上，牙龈周围和牙齿邻面的牙缝间是最需要清洁的部位。要打破这个恶性循环，就要好好刷牙，特别是要刷到牙齿和牙龈交界的位置，并且要使用牙线或牙间隙刷清洁牙齿邻面。

牙周病在一定程度上受遗传因素影响，但不是遗传病。简单地说，就是父母有牙周病，子女比较容易得牙周病。如果父母在比较年轻的时候就出现了缺牙的情况，那么子女患牙周病的可能性也许会比普通人高，要更加注意自己的牙周健康。

没有不舒服也应该定期看牙周

由于刷牙常常会有清洁不到的地方，且牙周病初期不易被察觉，所以除了自我口腔卫生维护，还要定期接受专业的牙周检查和治疗，做到无病预防，有病早治。牙周炎越早发现，治疗越简单，治疗效果越好。每年定期做 1～2 次牙周洁治就能起到预防牙周炎，防止牙齿脱落的效果，还有可能会为您省下一大笔种植牙的费用。种植一颗牙的费用要远高于二三十年的洗牙费用，所以定期洗牙还是非常划算的。更重要的是，这样您将一直拥有一口健康的牙齿。

二、牙周病的治疗是一个系统工程

牙周病主要靠医生治疗，吃药只适用于急症

经常有患者到了医院会说："医生我不想洗牙，能不能给我开点儿药？"这是一个非常错误的认识，大家一定要明白一个道理：牙周疾病主要是因为菌斑、牙石等刺激物引起的，治疗牙周病就是要去除这些菌斑、牙石，吃药是达不到这种效果的。这就好像家里有了一小堆垃圾，我们需要做的是把垃圾扫出去，而不是在垃圾上喷香水。

吃药只适用于急症。一般的牙周疾病不需要吃药，只有特殊情况下才需要辅助用药，比如急性牙周脓肿伴有全身性疾病，或抵抗力下降时，但发挥主要作用的还是局部牙周治疗。有人觉得牙龈肿痛吃完甲硝唑后症状减轻了，这是因为全身用药后急性症状减轻了，但牙周炎的病因并没有去除。所以，这种好转是暂时的，也就是说光吃药不治疗牙周是治标不治本的，当抵抗力降低的时候，还会急性发作。

牙周炎是慢性病，治疗通常需要较长时间、多次复诊。病情越严重，治疗也越复杂。所以，牙周治疗要想取得好的效果，需要患者耐心积极配合。

牙周洁治是牙周治疗的第一步，也是有效预防牙周疾病的重要措施

牙周洁治俗称洗牙，是通过超声波振动将坚固的牙石去除。洗牙时有人可能会有牙齿酸痛的感觉，一般并不严重，通常不需要麻醉。对于少数特别敏感的人，可以使用镇痛仪来减轻治疗过程中的敏感症状。

至于洗牙过程中牙龈是否会出血，就要看牙周炎症是否严重。如果牙周本身就存在比较严重的刷牙出血，那么在洗牙过程中出血就很常见，有时甚至很明显。当牙石清除干净以后，牙龈出血症状就会慢慢改善。如果牙周健康状况良好，每年定期进行牙周洁治，那么在洗牙过程中一般出血很少。

喷砂能去除烟斑、色素，恢复牙齿亮白

有人喜欢喝茶或有吸烟习惯，牙面上会有大量色素。这些色素很难单纯通过洁治彻底清除，有时需要在洁治后进行喷砂才能恢复牙齿原有的洁白。但喷砂并不能改变牙齿本身的颜色，只能去除牙齿表面的着色。喷砂后如果不改变原有的习惯，亮白的牙齿很快又会暗淡无光。

牙周洁治后牙面粗糙，需要抛光

我们通常说的洗牙实际上包括洁治和抛光两部分。刚做完牙周洁治去除牙石后，会感觉牙面比较粗糙，舌头舔上去很不舒服，此时不必紧张，通过抛光就可以解决这个问题。

抛光后的牙面变得光滑，更容易保持清洁，而粗糙的牙面则容易存积菌斑。因此专业的口腔医生都会建议洗牙后马上抛光。有些患者希望少花钱，在洗牙后拒绝抛光，这相当于消灭了敌人后，没有进一步清理敌人的工事，下一次敌人还会依托工事进行反击。

牙周炎患者洗牙后还要进行龈下刮治和根面平整

堆积在牙齿上的牙石如果不及时去除，会越来越多，并延伸到牙龈下面，破坏牙周支持组织，使牙龈与牙齿分离。

牙龈炎通过牙周洁治就能使牙龈恢复健康。但发展到牙周炎时，只进行牙周洁治就不够了。一般在牙周洁治后1周复查，如果牙龈下面仍有牙石，有必要进行龈下刮治和根面平整，就是医生使用精细的器械清洁牙龈下面，彻底清除位于牙周袋内的牙石和牙菌斑，以及附着在牙根面上的刺激物。这样彻底清

除干净后才能使分离的牙龈与根面重新贴附在一起。龈下刮治的治疗过程会有不适感，可以局部麻醉以减轻治疗过程中的不适感。

🦷 松动牙必要时可以进行松牙固定术

经常会听到人们说年纪大了，感觉牙齿越来越松动，吃东西费劲，嚼不动食物。难道年纪大了牙齿一定会松动吗？有没有可能把松动的牙固定住？其实，牙齿松动并不是机体衰老后必然发生的增龄性变化。很多因素都可能造成牙齿松动，如外伤、咬合创伤，但最常见的引起牙齿松动的原因是牙周炎。患牙周炎的牙齿牙槽骨吸收、牙周支持组织丧失后出现松动，就像大树周围水土流失缺乏支撑后出现晃动。牙周炎引起的松动牙，在一定条件下，医生是有办法把松动的牙固定住的。松动牙固定的原理是将松动牙通过夹板或粘接的方法固定在稳固的邻牙上，形成一个咀嚼整体，就如同将一块块木板通过绳索连接形成栅栏。

但并不是所有松动的牙齿都需要固定，有保留价值的松动牙才有固定的意义，影响咀嚼且持续松动的牙齿可以通过松牙固定术延长使用寿命。但也不是所有松动的牙齿都能固定，松牙固定术的前提是两端需要有稳定不松动的基牙，其次需要通过牙周基础治疗控制牙周炎症，并且具备良好的牙齿清洁能力。

常见的固定松动牙齿的方法有牙周夹板固定法和粘接固定法。具体方法的选择需要结合实际情况。例如下颌前牙区常采用牙周夹板固定法，夹板放置在牙齿舌侧，不影响美观；上颌前牙区因为咬合空间的问题，往往不采用牙周夹板固定法，而是采用邻面粘接固定的方法。

必须指出的是，凡事有利则必有弊。牙周夹板会有异物感，需要时间适应，可能会加重两端固定基牙的负担。牙齿固定后不能使用牙线清洁邻面，会增加口腔清洁难度。

最后再次强调，牙齿出现松动，一定要及时找牙周专科医生就诊，由医生根据牙齿松动的病因和程度来判断是否需要固定、什么时候固定及通过什么办法固定。

牙周破坏严重的部位需要进行牙周手术

牙周破坏严重的部位经过牙周基础治疗后可能仍有较深的牙周袋，对于这样的部位需要进一步做牙周手术，即翻瓣术，将患牙的牙龈翻开，去除病变组织，必要的时候进行植骨术使牙周组织再生，这样才能让牙周组织达到接近健康的状态，最大程度避免牙周组织再次发炎。

翻瓣术是门诊小手术，在牙椅上即可完成，不需要住院，术后注意休息就可以了，一般不会影响正常工作。

需要强调的是，再好的医生，再系统的牙周治疗，也无法让发生病变的牙周组织完全恢复到患病前的状态，所以最重要的是预防牙周炎发生。

牙冠延长术可辅助解决美观问题

有些患者希望通过治疗让自己的牙齿更漂亮，这时在关注牙齿的同时也要注意牙龈的形态。如果牙龈形态不规整，没有形成一条美观的曲线，牙齿也很难非常漂亮。还有些患者在进行牙冠修复时，由于旧修复体边缘太深破坏牙周生物学宽度，在进行修复前医生可能会建议做一个牙周手术，对牙龈的形态进行调整，这一类手术称为牙周成形手术，包括牙龈切除术、牙龈成形术、牙冠延长术（图 5-2）等。

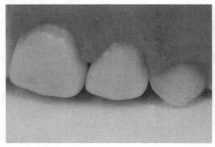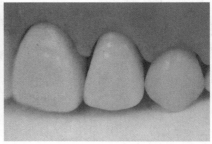

图 5-2　牙冠延长术

　　临床上还常见一些外伤等原因导致的牙齿断裂，断裂最深处在龈下，在进行牙冠修复之前，也需要进行牙冠延长术，手术的目的是暴露牙齿断端，口腔修复医生才能将牙冠做好。这类手术既有美观的作用，也有恢复正常功能、保证牙齿健康的作用。

🦷 牙龈退缩有机会通过手术纠正

　　近年来因为牙龈退缩、根面暴露影响美观或导致牙本质敏感症来寻求治疗的患者越来越多。但并不是所有的牙龈退缩都能通过根面覆盖术纠正，需要评估是否有治疗的条件。其中一个最重要的判断标准是牙龈退缩的牙齿邻面牙龈乳头高度是否降低。通俗来说就是是否已经有牙缝形成，如果已有牙缝出现，通过手术能达到根面覆盖的效果是有限的。所以，一旦发现牙龈退缩，一定要及时找牙周专科医生检查，评估退缩原因，有针对性地去除病因，如果条件具备再通过手术的方式来覆盖暴露的根面。

🦷 正畸、修复、种植等其他口腔治疗需要牙周保驾护航

　　近年来口腔专业领域提出"健康口腔，牙周护航"。牙周治疗是其他口腔治疗的基础。我们常常将牙周比喻为地基，只有地基够牢固才能在上面建筑高楼大厦。同理，只有牙周健康才能顺利完成正畸治疗收获整齐健康的牙齿，才能顺利完成义齿修复及种植治疗恢复牙齿功能。因此，在其他口腔治疗前，往往需要先进行牙周治疗打好基础；在其他口腔治疗中，往往也需要牙周复查保驾护航；在其他口腔治疗后，更是需要牙周定期维护守住胜利成果。

三、正规的牙周治疗不会损伤牙齿

🦷 牙周治疗后会出现牙齿敏感和暂时的不适应

　　很多人担心洗牙会伤害牙齿，确实也有不少人第一次洗牙后感到不舒服，

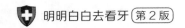

于是就认为洗牙对牙齿有伤害。其实这是一种误解。

洗牙或龈下刮治后，短时间内牙齿可能会有遇冷热敏感的症状，这种不适应通常在第一次洗牙后会格外明显。这是因为牙根表面的牙石去除以后，相当于牙齿脱掉了一层衣服。只是这层衣服的"保护"作用极小，害处却非常大，如果不去除，牙根会越露越多，最终可能导致牙齿松动脱落。但这并不是洗牙造成的问题，而是洗牙让问题暴露了。接下来，我们就应该着手处理这些问题，而不是对这些问题视而不见。

在有条件的医院，医生在洗完牙以后，会给患者使用氟化物做一次脱敏处理，可以在一定程度上缓解这种不适感。

牙周治疗后的敏感期持续数天或更长，因人而异

牙周病情越严重，治疗后的不适感可能也越重。敏感期内可以尽量避免进食过凉过热的食物，用脱敏牙膏刷牙，或者找医生再次进行脱敏治疗。

有人因为牙齿敏感而不敢刷牙，实际上，认真刷牙有助于敏感尽早恢复。治疗后的不适恢复需要耐心，不要因为暂时的不舒服就丧失信心，中断治疗。

洗牙或龈下刮治之后牙龈会出血吗？

需要进行洗牙或龈下刮治的患者一般都有牙龈炎症，治疗时牙龈一定会出血。因为这时牙龈处于炎症充血状态，失去了健康牙龈的韧性，质地偏软偏脆。但是不必担心，一般牙龈出血在几天之内就会好转，而且由于去除了大量的软垢、菌斑、牙石等刺激牙龈的不良刺激物，牙龈肿胀、出血症状都会比之前明显减轻。

牙周治疗后牙缝经常会变大

牙龈炎阶段如果没有接受适当的治疗，炎症进一步发展，深层的牙槽骨会受到损害，导致牙槽骨吸收、牙根暴露、牙龈与牙齿结合不再紧密，二者之间逐渐形成深沟，称为牙周袋。

牙周袋内藏污纳垢，很难靠刷牙清洁干净，会成为菌斑繁殖的最佳温床。此阶段没有疼痛不适，但会有牙龈出血，也可能有口臭。早期及时治疗牙周炎可使损害停止，但治疗后牙缝会变大，退缩的牙龈不能再恢复原状了。虽然美观上受影响，但亡羊补牢，牙齿的寿命会得到延长。

有人害怕洗牙，担心洗牙后牙缝会变大。其实，牙缝变大并不是洗牙造成的，而是治疗不及时，病变发展所致。牙周治疗后炎症消退就使原有的病损暴露出来，如果不及时治疗，虽然牙龈肿胀暂时掩盖了病损，但这等于是舍本逐末，后患无穷。

🦷 牙周治疗会感染肝炎、艾滋病吗？

正规医疗机构使用的治疗器械在每个患者使用之前都会经过高温高压消毒，肝炎病毒和人类免疫缺陷病毒在经过高温高压处理后会百分之百被消灭掉，所以在正规医疗机构治疗是不会感染肝炎和艾滋病的。

四、牙周治疗后的效果能保持多长时间？

🦷 没有一劳永逸的牙周治疗

牙周治疗要想保持长久的效果，医生只能起一半作用，另外一半作用要靠患者自己。牙周治疗后要保持良好的口腔卫生习惯。除此以外，还要遵从医嘱，定期复查。

牙周病的特点是容易复发，没有一劳永逸的牙周治疗。如果刷牙不彻底，食物残渣会形成软垢，长期堆积的菌斑、软垢就会钙化形成牙石，牙石形成的过程是 24 小时不间断的，即使我们每天都很认真地刷 2 次牙，日积月累之下，还是会形成一些牙石。而且，牙石粗糙的表面更有利于菌斑附着，刷牙或冲牙器等都不能去除牙石，这就需要定期去医院进行牙周洁治。

很多患者经过牙周治疗后觉得牙周病好了，就不再遵医嘱复查了，等再次

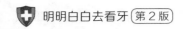

出现不适去医院检查的时候，常常发现牙周病又复发了，结果既浪费金钱、时间，又承受了更多的痛苦，所以定期复查是非常重要的。

🦷· 牙周治疗后复查间隔要多久呢?

一般牙周治疗后，医生会根据病情的严重程度和口腔卫生的情况，确定复查的间隔时间。病情稳定且口腔卫生保持良好，可每年定期进行牙周洁治。病情较重或者口腔卫生不良者，间隔时间为半年或 3 个月。

五、伴有全身性疾病的牙周病患者治疗时的注意事项

🦷· 妊娠期妇女患了牙周病怎么办?

妇女在妊娠期间有时会发生牙周急性炎症，或牙周病变加重。这是因为牙龈非常容易受性激素的影响，怀孕期间女性的雌激素大大增多，牙龈对局部刺激的反应增强，使原有的慢性炎症加重，甚至会导致牙龈瘤样增生（妊娠期龈瘤）。对于育龄期妇女来说，怀孕前最好进行一次全面的口腔检查，及时发现和治疗原有的牙周病以及龋齿等。整个妊娠期应该注意口腔卫生，一旦出现牙齿疾病，应尽早去医院寻求口腔医生的帮助。经过治疗以后，牙周炎症可以得到缓解，待到分娩后病损可减轻或消退。但是，如果没有经过治疗和控制，有些患者会出现牙齿迅速松动、脱落的情况，严重影响了患者的口腔健康。

🦷· 伴有心血管疾病的牙周病患者治疗时的注意事项

高血压患者必须在接受高血压治疗后才能开始牙周治疗。一般下午血压较低，所以较复杂的牙周治疗在下午进行为宜。血压控制不佳的情况下，收缩压 > 160mmHg 或舒张压 > 100mmHg 时，只能进行简单的牙周治疗，如洗牙、龈下刮治，不能进行手术治疗；收缩压 ≥ 180mmHg 或舒张压 ≥ 110mmHg 时，只能进行急症处理，如牙周脓肿处理。

心绞痛无易感因素，不定期经常发作的患者，仅在出现急症（如牙周脓肿）并咨询内科医生后才能处理。对于心绞痛发作与劳累或压力相关，用药或休息后易控制的患者，可选择性地进行牙周治疗，但需要在安全有保障的情况下进行，例如较复杂的治疗前先含服硝酸甘油，将有效期内的硝酸甘油放置于易取到处。

心脏搭桥术后，6个月内如果需要牙周治疗应向内科医生咨询是否需要预防性使用抗生素。

脑卒中后6个月内除非急症，一般不进行牙周治疗。脑卒中者常口服抗凝药物，在进行牙周治疗时需要注意出血问题，但不能擅自停服抗凝药，是否停药需要由内科医生决定。

风湿性心脏病、先天性心脏病和人工心脏瓣膜置换者应在牙周检查和治疗当天预防性使用抗生素。如果需要手术治疗，抗生素的使用需要延长至拆线后。感染性心内膜炎的易感者需要特别注意口腔卫生，预防感染。

糖尿病患者治疗时的注意事项

糠尿病患者需要在血糖控制良好的情况下接受治疗。血糖控制差（空腹血糖 > 7.0mmol/L，糖化血红蛋白 > 7.5%）、存在并发症或使用大剂量胰岛素的患者，只能在预防性使用抗生素预防感染的前提下进行非手术治疗。血糖控制极差的情况（空腹血糖 > 11.40mmol/L）下，口腔治疗后感染概率增大，只能处理急症（如脓肿切开引流），且需要全身辅助应用抗生素以及局部用药（如使用含漱液），等到血糖得到控制后才能接受牙周常规治疗。

使用胰岛素的患者在牙周治疗中容易发生低血糖，需要准备一些果汁或糖水以备不时之需。

（詹雅琳　曹晓静）

第六章

牙疼就要耐心 接受治疗

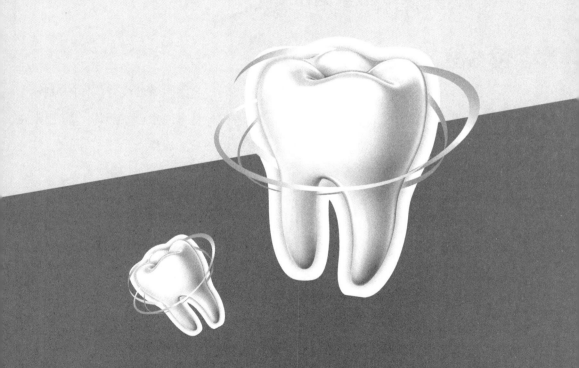

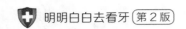

一、有了龋齿一定要尽早治疗

人们常常把龋齿称作"虫牙"或"蛀牙",真的是小虫子把牙齿啃掉了吗?当然不是!科学研究告诉我们,是细菌的侵蚀造成了龋齿。

致龋的多种因素主要包括细菌和牙菌斑、食物以及牙所处的环境等。一旦得了龋病,牙齿在颜色、形状和质地方面就都会发生变化。开始时牙齿表面脱矿、变白,透明度下降,称为白垩色。随后,由于口腔内色素沉着,局部变成黄褐色或棕褐色。最终,牙齿表面进一步破坏,就形成了龋洞。龋洞一旦形成,自身是不能愈合的,需要找口腔医生补牙治疗。否则,牙齿会越坏越大,以至于肿胀、疼痛甚至拔牙。

二、牙痛没有偏方能解决

🦷 剧烈牙痛尽快到急诊处理

如果牙齿发生了剧烈疼痛,一定要到正规的口腔医院急诊或者信任的口腔诊所处理,千万不要自行用药或者用某些偏方,包括含凉水、塞药片、塞花椒等都不是正确的做法,甚至会耽误病情,导致更严重的后果。

🦷 牙痛可能是牙髓发炎,也可能是其他原因导致的

很多人牙痛就觉得可能是牙髓发炎了。其实并不一定,很多口腔疾病都可能伴发牙痛症状,并各有特点。了解牙痛的相关知识,在看牙之前进行简单的判断,可能会更容易对症挂号,尽早获得医生的专业治疗。

1. **深龋** 当牙齿上的龋洞比较深大的时候,在没有刺激的时候不疼,但接触凉水或者酸甜的东西就疼,这个时候抓紧时间治疗可能还不必治疗牙神经,治疗过程相对比较简单,费用也相对较低。

2. **牙髓炎** 当龋坏已经深达牙髓后,牙髓受到细菌感染而发炎。典型的

急性牙髓炎会出现自发痛，阵发性发作，一侧面部都痛，周围的牙也痛，冷热刺激时疼痛加重，夜间疼痛加重，并且自己也不知道具体哪颗牙痛。这些急性症状发展得非常严重后，可能会慢慢减弱，这时并不是牙髓炎自己好了，而是发展成了慢性牙髓炎，炎症再继续发展，就会发展到牙根发炎的程度，也就是根尖周炎。

3. 根尖周炎 在牙髓炎阶段如果没有进行及时处理，炎症就会到达牙根部分，并且导致牙根尖周围组织发生炎症，即根尖周炎。

根尖周炎有急性期和慢性期。在急性期，由于炎症较明显，常常表现为患牙和周围组织肿痛，患者明确知道自己哪颗牙痛。初期只有局部不舒服、发木、发胀，甚至咬紧患牙反而有舒服的感觉。继而患牙有伸长的感觉，出现自发性、持续性钝痛，咬牙时不仅不能缓解症状，反而引起更为剧烈的疼痛。病程至此，病期多已 3 ~ 5 日，患者感到非常痛苦。常诉有因疼痛逐日加剧而影响睡眠和进食，还可伴有体温升高、身体乏力等全身症状。

当急性根尖周炎发展到慢性期后，一般就没有明显的自觉症状了，有的患牙可能还会有咀嚼时的不适感，但是并不明显。这绝不是牙病自己好了，而是炎症扩散到了更广泛的部位，有时会形成颌骨内的囊肿，有时会在牙龈上出现长期不愈的脓包，时长时消，其实是形成了一个很大的病灶，即使不舒服并不明显，也应该尽快去找口腔医生治疗。

4. 牙本质敏感症 我们常有这样的体验：看着挺好的牙齿，平常也没有什么疼痛不适，可就是咬不了冷热酸甜或是硬一些的食物，咬了就会觉得牙齿酸软，不小心咬到牙上某个部位时就疼，但是不咬东西就一点事儿都没有。检查时用探针尖在牙面上滑动可能会找到一个或者几个敏感点。遇到这种情况，建议您先用脱敏牙膏刷牙，同时少吃粗糙、坚硬的食物，这是针对牙本质敏感症最简便的处理方法。若是症状仍不缓解，建议您去医院看看，请口腔医生帮助您排查引起敏感的牙齿疾病甚至全身性疾病。

5. 牙隐裂 大多是长时间的咀嚼不适或者咬合痛，可能持续几个月甚至几年。有时咬在某一特殊的位置时还会出现剧痛。如果有过这种经历，请您尽早去找口腔医生检查是否出现了牙隐裂，早发现、早治疗。早期的牙隐裂可以通过调殆、牙髓治疗、牙冠修复等方法保存下来。但当裂纹较深甚至出现牙齿劈裂时，就只能拔牙了。

6. **三叉神经痛**　有些患者感觉到某一个区域的牙都疼，但是很难确定到底是哪一颗牙出现了问题，这时就应该考虑三叉神经的问题。三叉神经是口腔颌面部主要的感觉神经，它发生感受异常时就会出现口腔颌面部某一个区域疼痛。三叉神经痛的特点是当触碰到面部某一个特殊部位时，就会突然引起颌面部三叉神经分布区域的剧烈疼痛，这个特殊部位我们称之为"扳机点"。

7. **急性龈乳头炎**　这也是一种急性发作的疾病，患者会感到牙齿突然发生非常剧烈的疼痛，可以是剧烈的自发性疼痛，疼痛持续，胀痛，但可以准确指出疼痛的部位。在检查时可能会发现疼痛部位的牙齿没有严重的问题，而是牙龈红肿，尤其是两颗牙之间的牙龈（即牙龈乳头）红肿明显，这可能就是急性龈乳头炎。其原因是牙龈因为食物嵌塞或者外伤等受到了强烈的刺激，一般通过局部清洁、用药，逐渐就可以缓解。

8. **牙周脓肿**　牙龈出现肿胀，同时患牙的唇（颊）侧或舌（腭）侧牙龈出现椭圆形或半球状的脓肿突起，肿胀部位的牙龈红肿光亮，手按压时有起伏感，患牙有波动性疼痛，同时能够感觉到牙齿已经松动，咬牙时有明显疼痛等症状，这时很可能就是牙周脓肿。

9. **急性上颌窦炎**　上颌窦是鼻窦的一部分，很多原因会导致上颌窦发炎。当发生急性上颌窦炎时，患者感到疼痛一侧的上颌后牙可出现类似牙髓炎的疼痛症状。但此类疼痛一般为持续性的胀痛，而且还有大范围的牙痛症状，同时眼眶下方的面颊部也可能出现压痛，患者有时还伴有头痛、鼻塞、脓涕等上呼吸道感染的症状。这时，就应该到耳鼻咽喉科就诊了。

三、及时补牙的必要性

🦷 牙齿是怎样补上的？

其实说来很简单，补牙包括3步：①去腐，用牙钻清除龋洞里的食物残渣、龋坏的牙体组织和细菌；②备洞，把清洁干净的牙洞预备成一定的形状，便于填充材料；③充填，把充填材料放入牙洞中，恢复牙齿原有的形状（图6-1）。

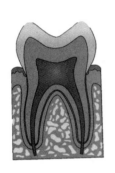 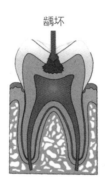 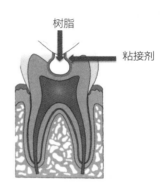

| 健康牙齿 | 龋坏牙齿 | 树脂充填 |

图 6-1　补牙的过程

🦷 补牙并不一定是一件痛苦的事

一提到补牙，牙钻尖锐的"嗞嗞"声立刻在耳边回绕，同时伴有一种酸痛的令人汗流浃背的感觉，这是大多数患者补牙的经历，两个字——恐惧。

的确，多年以前，用牙钻磨牙确实疼痛难忍，甚至在古代这曾经是一种刑罚。但是，随着麻醉药物的发展，补牙就像打针、吃药一样，并不是一件非常痛苦的事。

🦷 补牙的费用很高吗？

选择的补牙材料不同，补牙的费用也不尽相同。但与根管治疗相比，补牙所付出的费用与时间、精力可就低多了。由于牙齿疾病是不能自愈的，一旦牙齿出现龋洞，那么补牙就是早晚的事，而且越早治疗，费用越少，因此建议牙齿疾病早发现、早治疗。

四、补牙、治牙过程中遇到的专业术语

在补牙、治牙过程中医生会用到很多专业术语，如果我们能对这些术语适当了解，就会让自己和医生的沟通效率更高，更容易和医生取得共识。

🦷 树脂充填

树脂充填也就是我们常说的补牙，是牙体疾病治疗中最常用的方法。通常是用牙钻去除龋坏的牙体组织，并进行必要的修整，然后将与牙齿颜色接近的树脂充填到牙上，恢复牙齿的正常外形。

🦷 嵌体修复

嵌体是一种嵌入牙体组织内部，恢复牙体缺损的形态和功能的修复体。当牙齿出现缺损的面积较大时，就可以采用嵌体修复。

目前最常见的嵌体修复是利用计算机辅助设计与加工技术，可以在椅旁一次性完成，称为 CAD/CAM 全瓷修复。首先，由医生对患牙进行一定的牙体预备。然后，通过口腔内扫描仪获取一套数字化模型，在电脑上完成精细设计。最后，经过椅旁数字化研磨仪加工，就可以得到修复体。与直接树脂充填相比，嵌体与牙的适配性更好，抛光性能和机械性能也好，并且可以很好地恢复功能牙尖和邻面接触，这对于恢复牙齿的功能更有利。

当然也可以制取传统的印模，也就是"咬牙印""灌模型"，然后把模型转送到专门的技工室加工嵌体修复体，过几天粘接到牙齿上。

根管治疗

假如把牙齿看作一片叶子，那么根管之于牙齿就相当于叶脉之于叶子，牙齿的"灵魂"——牙髓（包括牙神经、血管和淋巴管）就在根管中穿行。当牙髓受到细菌感染时，就必须去除全部感染的牙髓和根管系统内的其他感染物质，保存牙齿，阻止病变向根尖周组织发展，这就是根管治疗，俗称"杀神经"。

根管治疗包括两个步骤：一是通过机械清创和化学消毒的方法全面清除病原刺激物；二是严密充填根管，达到消除感染源、封闭根管空腔、防止再感染的目的。随着口腔医学技术的发展进步，如今的根管治疗多是在手术显微镜下完成的，这也大大提高了治疗的成功率。

经过根管治疗的牙齿是无髓牙，虽然失去了来自牙髓的营养，但是在无感染的情况下，它仍可以行使咀嚼功能，维护牙列的完整性。

对于牙髓，专业口腔医生的治疗原则是能保留牙髓时尽量保留，确实不能保留时绝不姑息手软。

冠修复

经过了根管治疗的牙齿称为死髓牙。牙齿经过根管治疗后会出现以下几方面变化：①死髓牙的牙齿组织大量丧失，牙齿发生折断的可能性大大增加；②由于死髓牙中有机物的丧失，使得牙齿的强度和韧度都降低，更容易破碎；③由于死髓牙的生化性质发生了改变，因此光线通过牙齿时的折射发生了改变，这就是为什么我们看到的死髓牙都是色泽污暗的。

为了恢复牙齿的美观和功能，同时防止出现牙冠折断，医生经常建议给患牙制作一种牙冠修复体，俗称"牙套"，覆盖全部牙齿表面，恢复牙齿的功能。可以用于制作冠修复体的材料有金属、陶瓷和金属陶瓷复合材料，目前最常用的是各类全瓷材料（详见第七章）。

🦷 桩核冠修复

当牙齿组织破坏太大，直接制作"牙套"固定不住时，还可以设计一个桩核进行固位，其中放置在根管内的结构称为桩，露在根管外部的结构称为核。最终，在桩核的基础上进行冠修复，以恢复牙齿的外形和功能。

这种修复方式最大程度地挽救了破坏严重的牙齿，避免或者延缓了拔牙，这一系列的治疗方法就称为桩核修复（详见第七章）。

🦷 根尖手术

小李的右侧下颌后牙多年前曾经做过根管治疗，并且做了一个漂亮的牙冠。可是近几日在这颗牙下方的牙龈处拱起了个小脓包，小李把它刺破了，留出了一些脓液，可是没过几日小脓包又出现了。小李很苦恼，一早就来到了口腔医生处，经过仔细的临床检查，并给牙齿拍摄了 X 线片，口腔医生很严肃地告诉了小李，他的牙齿根尖发炎了，必须进行根尖手术。

什么是根尖手术？手术很危险吗？需要住院吗？碰到这类情况，很多人都会非常紧张。

根尖手术是当没有其他办法进行牙髓治疗时，为了避免拔牙而进行的一个小手术。其目的是去除牙齿根尖周的病变组织，预防复发和促进骨愈合。

根尖手术是门诊手术，不需要住院，不必太过紧张，一般的患者都可承受，但是对于患有系统性疾病、全身健康状况较差的患者，例如血液病、未经控制的糖尿病、免疫系统损害等患者则是不适宜手术的。

根尖手术通常包括根尖切除术、根尖搔刮术、根尖倒充填术等。由于受到手术入路有限、术区小以及解剖结构的限制，根尖手术操作困难，需要非常有经验的专业口腔医生才能完成。

五、树脂充填是永久的吗？

树脂充填是一劳永逸的吗？

复合树脂由于其美观、操作简便、价格相对较低等优点深受临床医生和患者的青睐。但是，复合树脂耐磨性相对较差以及树脂硬固后伴有体积收缩等缺点也是不能回避的问题。因此，就目前而言，复合树脂充填还难以达到一劳永逸。

近年来围绕复合树脂的这些问题，人们进行了大量研究工作，材料不断更新发展，其耐磨性、色泽稳定性、聚合收缩性等获得了很大提高，使复合树脂越来越耐用。

树脂充填后需要注意什么？

首先，在短期内，新修补好的牙齿有可能出现遇冷热刺激敏感的现象，此时应尽量避免这种刺激，一段时间后，这种敏感症状就会自然消失。

其次，在牙齿充填后，一定要注意口腔卫生保健，每日早晚刷牙，使用牙线清洁牙间隙，以防止出现充填体继发龋齿和新的龋齿。对于缺损较大，用树脂充填的切牙或尖牙，不要用其啃咬硬东西，以防树脂或牙齿折断。

六、根管治疗过程中的不适或疼痛是一个过程

根管治疗需要来医院很多次吗？

这个问题需要看患者的具体情况。

如果牙髓刚刚发炎，由于细菌感染尚未深入，因此一次性完成根管治疗是可以的。但对于感染较长时间的死髓牙，或者已经发展到根尖周炎的患牙，以及治疗失败需要再治疗的牙齿，一次性根管治疗不能彻底清理和封闭根管系

统，存在远期成功率降低的风险。这时就应该进行根管消毒、封药，减少根管内细菌的含量，再进行根管充填。整个治疗就可能需要来医院 2~4 次甚至更多次，才能提高治愈率。

另外，根管治疗是一项复杂精细的临床治疗手段，如果一次完成，患者常会因操作时间长而疲劳不适。对于配合困难的患者，适当增加复诊次数，就可以减少每次就诊的时间，减少治疗后的不适。

🦷 根管治疗术后会有很大的反应吗？

根管治疗是一项有创伤的治疗，就像任何手术一样，术后有可能会出现不同程度的反应，可能发生在几次就诊之间，也可能发生在根管充填后。

即使医生进行根管治疗的操作十分仔细，术后的疼痛和肿胀有时仍然是不可避免和不可预测的。大多数术后反应为轻度不适，约 25% 的患者会出现中重度疼痛，2%~4% 的患者会出现急性发作的剧烈疼痛。这种反应与患者的身体状况、牙齿状况和治疗步骤都有关系。

🦷 局部理疗和口服抗生素可以减轻根管治疗的术后反应

预防性服用抗生素对于减轻根管治疗的术后反应是没有意义的，但对于存在感染或有全身系统性疾病的患者，在医生的指导下使用抗生素或者局部理疗可以明显减轻术后反应。对于疼痛，可服用阿司匹林和布洛芬类药物来缓解。

七、根管治疗术是万能的吗？

🦷 根管治疗后的牙齿还会痛吗？

在根管治疗过程中或充填后，一部分患者会出现局部肿胀、咬合痛、自发痛等症状，这是根管治疗的术后反应，可以根据医嘱适当口服止痛药、消炎药，一段时间后疼痛症状就会消除。

但是，医学不是万能的，根管治疗也不是万能的。由于可能存在根管形态的变异，牙根部的微裂纹、隐裂纹等问题，并不是所有的牙齿在根管治疗后都能够痊愈。还有极少数患者根管治疗后牙齿持续不适，甚至局部肿胀，出现牙根部牙龈破溃流脓（瘘管），这就说明根管治疗失败了。这时，医生将会针对具体问题制订相应的治疗方案，有可能进行根管再治疗，也可能采取根尖手术的办法继续治疗。如果无法再治疗，也就只能拔牙了。

根管治疗后的牙齿会变脆吗？

做完根管治疗后，医生总是会跟我们说不能咬硬东西，因为牙齿变脆了。这是怎么回事呢？

首先，根管治疗前的牙齿往往由于龋齿、牙齿折断、咀嚼磨损等原因已经丧失了很多牙体组织，而根管治疗时钻磨牙齿更加重了牙体组织的破坏，由于牙体组织的大量减少，牙齿变得脆弱，即使是正常的咬合力也可以导致这些部位出现断裂。

其次，根管治疗后，剩余牙体组织的物理性能也出现了不可逆的变化，特别是脱水。有报道，根管治疗后磨牙的强度与韧度减少14%。

因此，牙齿结构完整性的丧失、水分的丧失和牙本质韧性丧失的总和，会使牙齿变得不如健康时结实，这就是我们常说的牙齿变脆了。

八、补牙为什么需要拍 X 线片？

正规的口腔医生都需要看牙齿的 X 线片

牙齿是一种硬组织，就像骨头一样，医生只能看到牙齿表面的情况，至于牙齿内部和牙齿在牙槽窝内的部分，则需要通过 X 线检查才能看到肉眼无法观察到的情况，比如可以发现隐匿性的龋齿；可以检查龋损的范围和深度；对于曾经做过充填或修复的牙齿，可以发现是否存在继发龋，是否已进行完善的牙髓治疗；可以帮助诊断牙齿发育异常、牙外伤、根折、牙周病、牙髓根尖周病等。

因此，在补牙、治牙前，通常都需要拍摄一张X线片，这是非常必要的。在很多口腔治疗后，也需要拍摄X线片，这是检查治疗效果所必需的。

X线对身体有很大影响吗？

人们往往将射线同癌症相关联，谈到射线就色变，这其实是一种错误认知。通过正确的人体防护，例如戴上铅围脖，可以有效阻挡射线，将这种影响降低到趋近于零。

另外，与传统的X线胶片相比，数字化放射照相可以大大减少患者接受放射线照射的剂量。文献报道，拍摄一张全景片的辐射剂量相当于坐半个小时飞机所受到的辐射，拍摄一张头面部CBCT的辐射剂量相当于坐2.5个小时飞机所受到的辐射，拍摄根尖片的放射剂量几乎可以忽略不计。而且，与胸片、CT检查相比，口腔科的X线检查放射剂量非常小。因此，完全不必担心口腔治疗中X线检查的辐射问题（表6-1）。

表6-1　X线设备剂量对照表

CBCT	2.5 小时飞机
全景片	0.5 小时飞机
根尖片	几乎可以忽略不计
胸片	相当于 3 张 CBCT
CT	相当于 70 张 CBCT

当然，对于妊娠期女性，从绝对安全的角度考虑，还是应该尽量避免接受X线检查。如果确实需要进行X线检查，应该充分做好防护。

（楚小玉　田洪琰　刘诗铭）

第七章

做牙冠（牙套）

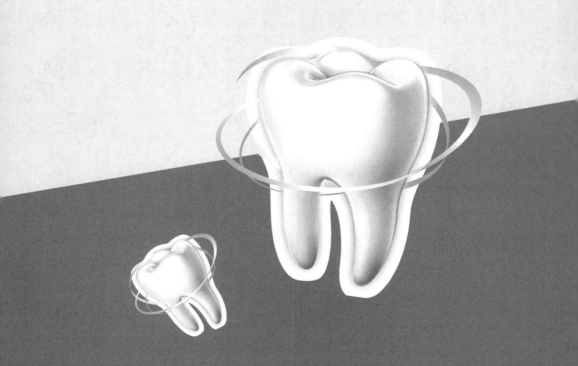

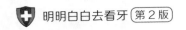

一、您的患牙应该做冠吗？

随着患者对口腔疾病治疗的了解逐步深入，越来越多的患者都对做牙冠有所了解。诊室里也经常会有患者问："医生，我的牙补不了了吧？是不是得做个牙套包起来？"这里患者提到的"牙套"就是牙冠的俗称，指的就是给牙齿做一个全冠修复治疗。

牙冠一旦修复完成，原来的牙齿就被全部或者大部分包裹在牙冠里面，因此说"牙套"就是"把牙包起来"也没有错。一般来说，牙冠是我们修复牙齿破损的终极手段。那么，牙齿坏到什么程度就要做牙冠呢？

通常，有以下情况的患牙建议做牙冠。

1. 坏得太多，补不好的牙。

2. 坏得太多、没形状的牙，或者长得稍微有点不正的牙。

3. 根管治疗后的牙。

4. 牙隐裂、牙髓活力未见异常或者经牙髓治疗已无症状者。

5. 因氟斑牙、变色牙、四环素牙、锥形牙、牙釉质发育不全等，不宜用其他方法修复或患者要求美观而又永久修复者。

然而，是不是牙齿坏了都能做牙冠呢？不是。以下一些情况可能就没法做牙冠了。

1. 牙体无法取得足够的固位形和抗力形（做牙冠套不住）。

2. 严重的错𬌗畸形未矫正（牙长歪了，且歪得厉害）。

3. 没有做牙冠的空间（上下颌牙咬得太紧）。

4. 活髓年轻恒牙未完全发育好，做牙冠磨牙时容易露髓者。

5. 患者身体或心理上无法承受磨牙。

6. 严重牙周炎但未控制。

7. 对修复材料过敏。

二、什么是桩？打桩疼吗？打桩就是种植牙吗？

有的时候医生还会跟您说，您的牙需要打个桩才能做牙冠。这个所谓的桩是什么呢？您的牙需要打桩吗？这个词听起来有点吓人，这个问题笔者会在后面详细解释，因为有个问题需要您先了解。

有的患者一听说自己的牙需要打桩当即就脸色一变："别别别！我可不打桩，我害怕！"其实，您大可不必担心，医生所说的打桩并不是在牙槽骨上打钉子，而是在您牙齿的根管里放一根增强牙体用的小柱子，也就是桩。只要建议您做桩核冠的牙一定是完成根管治疗的牙，桩只是放在已经完成根管治疗的根管里，所以请您放心，不出血也不疼。当然，打桩也不是种植牙。

下面我们再来看看桩是什么，您的牙是否需要打桩。其实打桩就是指制作桩核冠进行患牙修复（图 7-1）。在临床上，医生会根据患牙的具体情况向您建议是否需要进行桩核冠修复。

如果您觉得以上内容看起来还是太多，不好记，可以简单记住一条：牙缺得较多时，可能就得打桩再做冠修复了。道理其实很简单，如果牙齿坏得太多，牙冠都没有牙体组织可包了。

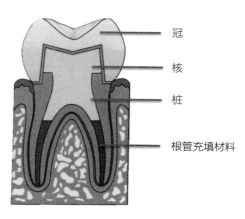

冠

核

桩

根管充填材料

图 7-1 桩核冠

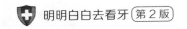

三、做牙冠必须打桩吗？

其实，看了前面的部分，您一定能想到，做牙冠并不是都需要打桩。只有当牙冠剩余组织过少，不打桩直接做牙冠固定不住的时候，才需要打一个桩到牙根内，提供额外的固位力。如果地上是个井盖，直接扣水桶是固定不住的，但是可以把井盖掀开，在井里栽一个大树桩子，在树桩子上扣水桶，这样水桶就能扣住了。如果牙齿缺损太多，医生就会建议您打桩，再做冠。

也有一些特殊情况，即使牙齿缺损不多，医生也会告诉您，做冠之前得先打桩，比如在前牙区域。这主要是因为前牙行使功能的时候，受到的侧向力多，打桩可以对牙齿起到增强作用。后牙咀嚼的时候主要是上下颌牙基本正对着咬合。在前牙区域，可以想象咬苹果的时候，前牙是先切进果肉里面，然后把一块苹果撬下来的。如果在牙颈部缺损较大，打桩对于牙根也有增强作用。另外，个别牙需要纠正方向的时候，且不希望进行正畸治疗，而是希望做牙冠来改变牙齿的形态和方向。这种情况下，医生常常要给患者的牙齿做根管治疗，然后打桩，才可以做冠。这主要是因为在牙齿形态或者方向需要较大纠正的时候，医生在进行牙体预备（简单说就是按照要求把牙磨小）之后，剩余的牙体组织会相对比较少。另一方面，这时打桩可以改变牙根的应力分布，使牙齿修复后能尽可能好地行使功能。

四、打桩能在就诊当天完成吗？

打桩能不能在就诊当天完成要看用什么种类的桩。

目前临床上纤维桩应用最为广泛。纤维桩属于预成桩，就是预先加工好的标准桩，有不同的型号，材质主要是玻璃纤维，通常只需要一次就诊就能够完成桩核的制作和粘固，接着就可以进行后续的全冠修复。

如果选择金属铸造桩核、个性化氧化锆全瓷桩核等，需要个性化制作，就需要至少就诊2次。第一次就诊时，医生会对牙齿进行预备，然后取印模，将印模送至技工室制作桩核。第二次就诊时，医生会给您试戴桩核，调试桩核后粘固（通常桩核粘固后就可以开始牙体预备，进行全冠修复）。

五、牙冠几次才能做好？

一般来说，做一个牙冠通常需要就诊 2 次，前提是牙齿已经完成了其他治疗。比如，如果牙齿患有明显的牙周炎而没有治疗，医生通常会建议先进行牙周治疗再制作牙冠；或者牙根还有未得到控制的慢性炎症，那么也应治疗之后再制作牙冠。

如果牙齿已经进行了完善的其他治疗，就可以进行全冠修复了。通常的治疗过程是这样的（这里指不需要桩核修复的情况）：第一次就诊医生会进行牙体预备，就是我们通常说的把牙磨小一圈。之后取印模，就是我们平时说的咬牙印，将印模送到技工室制作牙冠；第二次就诊时粘固牙冠完成治疗。当然，如果您的牙冠在最终粘固前需要调整颜色、形态等，医生可能会根据需要让您在就诊当天多等一会或者增加一次复诊。

另外，借助数字化设备和技术的辅助，有的时候牙冠也可以一次就诊就全部完成。牙齿磨好以后直接进行口内扫描，采集牙齿形态信息，然后在专门的软件上即刻生成对应的牙冠设计，并且在椅旁就可以用精密车床制成牙冠，几十分钟后就可以进行配戴。当然，一次就诊的数字化设计加工技术需要很多条件都具备的情况下才可以进行，包括椅旁加工设备，以及充分的诊疗时间。

六、牙冠是怎么固定在牙齿上的？

这个问题如果狭义地讲，牙冠是粘固在患牙上的。所以作为患者一定要遵医嘱，如果医生告诉您 24 小时后这颗牙才能咬东西，那么请您务必等够 24 小时，待牙冠粘接牢固后再使用。

当然，牙冠在预备体（就是需要套牙冠的牙）上的固位与多方面因素有关。牙冠的固位主要来源于三方面：精密度、约束力、粘接力。

牙冠与预备体间越密合，就越牢固。这种精密度一方面取决于牙冠的生产工艺，更重要的是要求医生的技术精湛、操作规范，这比选择冠修复材料更加关键。

约束力的大小与修复体及预备体的形状有关。简单地说，预备体越高，固位越好；反之则固位越差。有的时候医生会告诉您，您的牙冠太短了，做不了牙冠。这时不是医生不愿意给您做，而是牙冠太短，做了牙冠用不了多久就会掉下来。

粘接力近些年来变得越来越重要，粘接材料也越来越好，现在使用最多的粘接材料是树脂。随着粘接技术的发展，过去不太可能做冠修复的情况，也都变成了可能。当然，这对于医生的粘接技术也提出了更高的要求。再次提醒您注意，必须遵医嘱，等牙冠粘接牢固之后才能使用。

七、牙冠做好了应该注意什么？

1. **不适则随诊**　如果做完牙冠不舒服，一定要及时就诊。

2. **要注意保持口腔卫生清洁**　千万不要觉得做完牙冠以后就万事大吉了，虽然细菌没法再侵蚀牙冠，但是牙冠和牙齿交界的边缘区域仍然可能被细菌侵蚀而龋坏。而且，如果牙齿清洁和维护做得不好，还会发生牙周炎症。因此，做好牙冠之后，仍然要好好刷牙，每天至少使用一次牙线。

3. **进食问题**　千万别认为做好了牙冠吃什么都不怕了。有的患者觉得做好了牙冠，终于可以咬东西了，再也不怕吃硬的东西了，甚至专门用做好的牙冠去嗑瓜子、啃螃蟹，其实这样的做法是不对的。如果用修复的牙冠咬硬的、韧的食物，一方面牙冠可能会损坏，就算牙冠没事，但别忘了需要做牙冠的患牙多半已经受过重伤，容易折断。所以，做好牙冠以后最好还是当心一些，这样牙冠也能用得更长久。

八、做好的牙冠能用多少年？

如果您的牙齿坏了，需要进行全冠修复，想必这一定是您最关心的问题之一。但是医生一般不会给您保证全冠做好了一定能用多少年。这是为什么呢？

其实，不仅是医生不能保证，就算是专门研制口腔修复材料的专家也不知道给您做的牙冠一定能用多少年，因为牙冠的使用寿命与很多因素有关。就好比买了辆车，谁也不能保证它一定能开多少年。

其实目前有很多研究观察牙冠的使用年限，也有一些成功率的数据，但这种数据对于个体是没有意义的，不管成功率是高还是低，我们都不知道具体到某一颗牙是什么情况。只能是医生尽力把牙冠做好，患者在日常使用中也要多注意。

有的时候，在治疗之前医生就会告诉您，您的牙齿有哪些条件是不好的，比如牙齿缺损太大、牙根太短、牙冠太短等。受到这些不利条件的影响，医生甚至可能会事先告诉您，做牙冠只是尽量保留患牙。

即使没有这些不利条件，也请您积极配合医生的治疗，并做好牙冠的维护。风险总是存在的，无论它有多大，只要您希望这颗牙能更长久地陪伴您，良好的维护都是让患牙发挥最大功能的必要条件。

九、做牙冠、打桩用的材料有毒或辐射吗？

目前正规医疗机构使用的合格产品您都可以放心，所有用于制作牙冠、桩核的材料都是经过国家反复检验的，都是无毒无害的。尤其是全瓷类，都具有良好的生物相容性，因此不必为此担心。过去比较常用的制作牙冠的材料还包括各种金属，一般也都没有什么影响，但个别患者可能会对某些金属成分过敏，如果有这种问题或者担心，选择全瓷材料即可。

十、做了金属桩核、牙冠会影响以后做CT、MRI吗?

　　口腔内的金属义齿或者银汞合金充填物对于 MRI 检查的质量会有一定影响，因此进行 MRI 检查时建议将活动义齿全部取下，而固定在口内的金属桩核、牙冠则并不一定需要拆除。目前对用于制作金属桩核、牙冠的合金材料的研究显示，不同合金材料在 MRI 检查时产生的伪影大小是不同的。对于贵金属类材料，尤其是高金合金材料制作的牙冠或桩核，对于 MRI 几乎没有影响。镍铬合金制作的牙冠或桩核会产生较大面积的伪影，其中所含的镍是铁磁性物质，有可能对于伪影的大小有很大影响。但要注意，这里的影响一般也仅是影响牙齿附近的部位，并不是说不能做 MRI 检查。目前比较受欢迎的全瓷冠则对 MRI 检查没有影响。因此，如果您有定期进行头颈部位 MRI 检查的需要，或者考虑到以后有可能需要进行头颈部 MRI 检查，那么建议您在制作修复体前与您的医生沟通好，尽量选择全瓷材料。如果确实需要应用金属材料时，也应尽量选用贵金属材料。

十一、做好的牙冠会不会因为材料太硬磨我的天然牙呢?

　　目前的研究表明，只要牙冠能够做好表面抛光，它对于对颌牙齿的磨损就基本和天然牙相当。而且，现在新型的仿生材料不断涌现，对于口腔内的其他牙齿更加友好。

十二、全瓷冠坚固耐用吗?

　　全瓷冠相比传统的金属冠、金属烤瓷冠，可以获得更加令人满意的美学效果，因此近年来越来越多地受到口腔医生和患者的青睐。然而陶瓷是典型的脆性材料，因此全瓷冠是否坚固耐用这个问题不仅患者关心，医生也关心。

早期的陶瓷强度较低（挠曲强度仅 50 ～ 60MPa），是其致命的缺点。然而如今应用于口腔科的全瓷材料已经经历了百年的发展，挠曲强度已经提升至 600 ～ 900MPa，甚至超过 1 000MPa，完全可以满足临床应用的要求。

当然，材料的性质不是决定牙冠是否坚固耐用的唯一影响因素。尽管现代口腔陶瓷已经具备了较高的强度，但是陶瓷材料仍然是一种脆性材料，因此临床上全瓷冠的崩瓷、碎裂仍会发生。只有恰当地根据适应证选择全瓷材料，并且根据具体的口内情况设计制作全瓷冠，才能使最终的修复体经久耐用。即便出现崩瓷也不用太担心，可以进行调改、修补或者更换，也不会损伤牙齿。

十三、氧化锆全瓷冠是最好的全瓷冠吗？

二氧化锆冠的主要成分是四方晶系氧化锆，因此有时会被简称为氧化锆冠或锆瓷冠。目前应用于口腔科的全瓷材料中，锆瓷材料具有最高的挠曲强度（不同文献报道挠曲强度为 600 ～ 1 000MPa），断裂韧性也较高。所以说氧化锆全瓷材料在口腔科应用的各种全瓷材料中是最坚固耐用的。

近些年来，氧化锆材料的性能不断改进，过去的通透性不足问题也得到了非常明显的改善，美观性大大提高。但氧化锆材料加工工艺复杂，耗时长，粘接性能较玻璃陶瓷稍弱。所以，永远没有最好的材料，只有最适合的材料。

十四、您的牙做哪种牙冠最好？

如何选择一种好的牙冠，想必是每位患者都十分关心的话题。最适合您的牙冠，才是最好的牙冠。

目前，全瓷冠是较好的选择。从坚固程度、美观性、生物相容性来看，全瓷材料已经全面满足了临床上的各种需求。传统的金属冠或者金属烤瓷冠已经没有什么明显的优势了。但全瓷材料现在也有很多细分种类，比如长石质玻璃陶瓷、二硅酸锂玻璃陶瓷、氧化锆增强的二硅酸锂玻璃陶瓷、氧化锆等，甚至还有兼具树脂和陶瓷特性的混合瓷。具体到每一颗牙齿，还需要您的医生来跟您介绍各种材料的特性。现在主流的全冠修复材料就是氧化锆。氧化锆还有不同的产地和品牌。

总之，选择牙冠种类的时候，一方面要听从医生的建议，看您的情况适合选择哪种牙冠；另一方面也要将自己的需求告知医生，共同讨论，选择最适合您的牙冠。

（许桐楷　王　莹　张吉昊　李　祎　徐明明）

第八章

拔牙

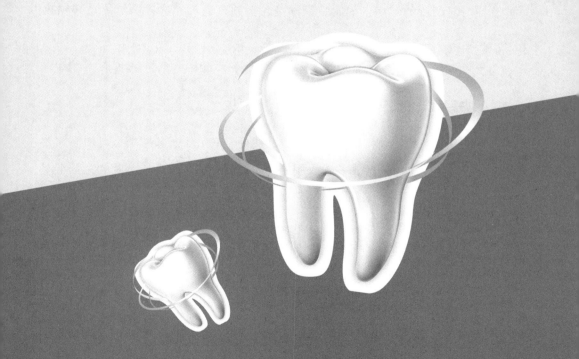

一、什么时候要拔牙？

牙齿对每个人来说都是很珍贵的，没有人愿意无缘无故地拔牙，也没有医生会平白无故建议患者拔牙。大多数情况下，医生治疗患牙的原则都是能保留还是要尽量保留。但是以下情况医生可能就会建议您拔除有问题的牙齿了。

1. 恒牙已经萌出，相应乳牙还未脱落。
2. 牙齿缺损过大，无法修复。
3. 重度牙周炎无法治愈。
4. 额外牙，可能或已经影响牙齿排齐。
5. 有问题的智齿。
6. 正畸前有些患者需要拔牙，以保证良好的矫治效果。
7. 对于难以彻底治愈的患牙，它携带的致病微生物或毒素会向周围组织扩散，引起严重的疾病，如颌骨骨髓炎、上颌窦炎等，这种病灶牙是必须拔除的。

二、拔牙会疼吗？

一部分人在拔牙前特别紧张。其实，拔牙没有大家想象中那么可怕。拔牙前医生都会给您进行麻醉，一般采用局部注射的办法，就是局部麻醉，基本不会感觉疼痛，但是能感觉到医生在碰您的牙。拔牙后的疼痛一般出现在拔牙后3～4小时，即麻药失效之后。疼痛的程度因人而异，与个人体质、耐受能力、拔牙的复杂程度、拔牙过程中的创伤大小有关系。拔牙后2～3天可能会出现拔牙创隐隐作痛、少量渗血、局部肿胀、张口困难、低热，这些症状一般都是拔牙后的正常反应，不用太担心。但是，如果出现大量出血，或者拔牙后3～4天突然出现剧烈持续的疼痛，并且服用止痛药都不能止痛，需要及时到医院就诊复查。

三、如何减轻拔牙疼痛？

定期进行口腔检查，对于无法保留的患牙，争取做到及时发现、尽快拔除。千万不要等到剧烈牙痛的时候再拔牙，那时候炎症会严重影响麻醉效果。另一方面，严重腐烂的牙在拔除过程中容易折断，大大增加拔牙难度。

拔牙时放松心情、积极配合医生可以有效缩短治疗时间。拔牙后遵照医嘱服用消炎药、止痛药等，注意不是所有的拔牙手术后都需要吃药。拔牙后 48 小时内冷敷，能够减轻肿胀反应；48 小时后热敷，可促进消肿。此外，遵照拔牙后的注意事项，保护伤口，促进伤口愈合。

四、拔牙打麻药会变傻吗？

口腔科的麻醉可以分为两种方式：局部麻醉和全身麻醉。局部麻醉时，药物主要局限在口腔部分，不会进入血液循环，而且所用麻药剂量比较小，在短时间内（6 小时）就会彻底被身体代谢，所以局麻药是不会影响智商的。全身麻醉主要用于儿童口腔全麻治疗和口腔颌面外科大手术。到目前为止，没有研究表明全麻药物会影响人的智力。

现在门诊应用的镇静麻醉或者笑气等成分产生镇静的效果可以大大缓解患者的紧张情绪，对于复杂的拔牙手术或有牙科恐惧症的患者是一项不错的选择。

五、智齿一定要拔除吗？

智齿是从门牙中间向后数的第八颗牙齿。不是所有人都会长智齿，有智齿也不一定必须要拔除。只有智齿出现明显的阻生（图 8-1），或者出现一些其他问题，别的方法又治不好时，才需要拔掉。总之，智齿是否需要拔除最好听从医生的建议。

智齿可以保留的情况有以下几种。

1. 智齿完全萌出，位置正常，与对颌的智齿形成正常的咬合关系，不发炎，不松动，不塞牙，不咬颊黏膜，也没有龋坏的智齿是不需要拔的。

2. 不伤及牙神经的龋齿，又没有别的问题，这类智齿只需要简单补补牙就行了，也不需要拔除。

3. 萌出位置正常，已经与对颌智齿形成正常咬合关系的智齿，因为局部有牙龈覆盖导致反复发炎，只要切除多余的牙龈就可以解决问题。

4. 如果智齿前面的那颗牙坏了必须要拔掉时，智齿就起到了非常重要的牙齿"储备军"的作用，可以通过正畸的手段把智齿移动到邻牙的位置，充当替补。

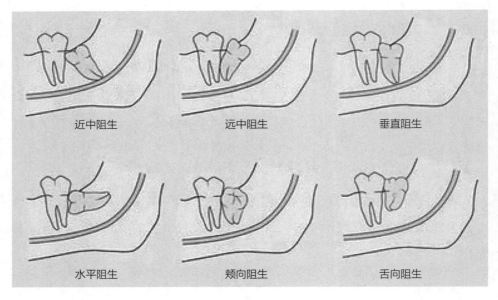

图 8-1　各种阻生智齿示意图

六、什么情况应该暂缓拔牙？

鉴于全身性疾病和拔牙手术之间的相互影响，拔牙手术在某些时候也可能有一定的危险。安全起见，存在以下情况的患者应该暂时先不拔牙，等全身性疾病得到控制或身体恢复了再拔牙，毕竟全身健康以及生命比牙齿更重要。

1. **急性炎症期** 急性炎症期不能拔牙，但应该及时就诊，通过局部冲洗和应用抗生素等方法缓解面部肿痛等症状。

2. **恶性肿瘤累及的患牙** 肿瘤切除术前先不要拔牙，以免肿瘤扩散。

3. **颌面部放疗术后** 颌面部放疗术后 3～5 年不能拔牙，因为放疗影响骨代谢，拔牙创愈合困难。

4. **药物** 有些治疗骨质疏松症的药物含有双膦酸盐类成分，若应用过该类药物，拔牙也要非常谨慎，拔牙前一定要告诉医生您的用药史。

5. **心血管疾病与心脏瓣膜病**

（1）心血管疾病：以下情况绝对不能拔牙：近 6 个月有心肌梗死病史；近期心绞痛频繁发生；心功能 Ⅲ～Ⅳ 级；心脏病合并高血压，血压超过 180/110mmHg；严重的未经控制的心律失常；心脏瓣膜病。

（2）高血压：血压高于 180/110mmHg，拔牙术中可能导致高血压危象，术后不易止血。

6. **血液系统疾病** 这类患者因凝血障碍，术后不易止血，比如：贫血、急性白血病、血小板相关问题、血友病等。

7. **其他系统疾病**

（1）糖尿病患者：空腹血糖超过 8.88mmol/L，拔牙易引起伤口感染，而感染又会加重糖尿病。

（2）甲亢：感染、焦虑或手术可能会引起甲亢患者发生甲状腺危象，危及生命。

（3）出现肾衰竭或处于慢性肾小球肾炎急性发作期，术后感染可能使肾病恶化。

（4）急性肝病：这类患者多有出血倾向，拔牙后不易止血。

8. **特殊生理状态**

（1）妊娠前 3 个月拔牙容易流产，妊娠后 3 个月拔牙可能诱发早产。妊娠期拔牙还应注意是否有妊娠性贫血和妊娠高血压。

（2）月经期拔牙不易止血，一般不建议拔牙，但并不是绝对禁忌证。

（3）哺乳期本身对拔牙没有太大影响，但常有患者因为拔牙术后可能需要服用抗生素、止痛药等药物推迟拔牙。

七、什么情况应考虑在心电监护下拔牙？

有些患者需要拔牙，但身体状况又不好，拔牙有一定的风险，该怎么办呢？尤其是老年人，除了患者本人，其子女也非常担心这个问题。既希望能拔牙，又希望能安全，就没有两全其美的办法吗？当然有。对于一部分身体状况不好但又不是绝对不能拔牙的患者来说，可以选择在心电监护下拔牙。

1. **高血压**　高血压病情稳定在 1 个月以上，休息好，自感身体不疲劳，口服降压药后，控制血压在 180/95mmHg 以下。

2. 各种原因的心衰、心功能在 II 级以下者。

3. **下列类型的心律失常**　心功能 III 级以下，偶发房性期前收缩和／或室性期前收缩，一度、二度房室阻滞；完全或不完全右束支阻滞；左前分支左后分支阻滞，窦性心律的频率在 50 次／分以上的窦性心动过缓，心室率在 100 次／分以下的房颤等。

4. 冠状动脉供血不足有相应治疗等。冠心病经介入治疗或心脏搭桥手术，服用抗血小板药物，凝血四项正常者。

5. 急性心肌梗死病情控制在 6 个月以上者。

6. 脑出血病情控制后 6 个月以上者。

7. 慢性阻塞性肺疾病病情稳定者。

8. 慢性肝病肝功能及凝血指标正常或接近正常者。

9. 慢性肾病、尿毒症患者（经或不经透析、肾移植）肾功能及 K^+、Na^+、Cl^-、Ca^+ 指标正常或接近正常者，肾透析患者建议在透析后第 2 天拔牙。

10. **糖尿病患者**　空腹血糖 8.8mmol/L 以下或餐后血糖 11.0mmol/L 以下。

11. **血液病患者**　血常规及凝血四项正常或接近正常。

八、医生说我的牙根碰到神经了，拔牙有风险，这牙还能拔吗？

在下颌后牙的根方存在一条神经，支配与牙同侧的舌、口唇、下颌的感觉。一般来说，下颌阻生智齿的牙根往往距离此神经比较近，有些甚至存在直接接触或牙根穿过神经的情况。牙根与神经关系密切，拔牙手术中若发生神经损伤，会出现拔牙同侧舌、口唇、下颌麻木或感觉迟钝等问题，大部分患者会逐渐恢复，极少数人可能终生存在这种感觉异常。

此种情况下拔除下颌智齿，尤其是深部牙根，会存在下颌神经损伤的风险。此时可保留部分细小的断根，或应用截冠术仅拔除智齿牙冠部分，保留深部牙根，后续复查视情况处理，如没有不适，可保留牙根，这样可以避免伤到神经。

如果发生了神经损伤，可以口服营养神经的药物，如谷维素、维生素 B_1、维生素 B_{12}、甲钴胺等，可以在一定程度上缓解症状。您也不用太过担心，即便损伤了神经也仅表现为感觉异常，不会导致面瘫等面部运动的问题。

九、拍片发现颌骨内有埋伏额外牙，位置很深，怎么拔？

这种情况多见于有正畸或种植需求的患者，或是第一次拍全口牙位曲面体层片或 CBCT 做口腔系统检查的患者。是否需要拔牙要视情况决定。如果埋伏额外牙对正畸或种植等相关治疗有影响或是有肿痛不适等症状，则建议拔除。若本身没有任何症状，则不必太过担心，观察即可。

拔除埋伏额外牙、阻生牙也是牙槽外科常规的手术操作，现有的微创拔牙技术配合数字化设计拔牙导板等数字化辅助手段的应用可最大程度减少创伤、降低患者痛苦。

十、如果拔除的是后牙且以后还想再种牙，与常规拔牙有什么不同吗？

现代微创拔牙理念对待所有牙齿的拔除均会尽量减少创伤，尽可能保留拔牙窝骨质。若有种植需要，在合适的情况下可以采用位点保存等方法，进一步减少拔牙窝骨质吸收，保留更多的骨，以利于后续种植体植入。在条件适当的情况下，也有可能实现拔牙同期的种植治疗，这需要专业的种植医生检查确定，具体内容见第十章。

十一、拔牙后的注意事项

1. 拔牙后轻咬棉卷，40 分钟后吐掉，拔牙后 1~2 天口腔内有少量血丝是正常的。

2. 拔牙后 24 小时内不刷牙、不漱口，不用吸管喝饮料，不舔、不嘬伤口，唾液只能咽不能吐。其目的是保护拔牙窝内的血凝块，避免出血，使拔牙创顺利愈合。

3. 拔牙后 2 小时可以进食温凉软的食物，用没拔牙的一侧咀嚼。

4. 拔牙当天避免剧烈运动，不要过度疲劳，少讲话。

5. 拔下颌智齿容易出现咽痛、张口困难、面部肿胀等反应。拔牙后 48 小时内采取冷敷，防止过度肿胀；48 小时后热敷，活血化瘀，促进消肿。

6. 如果拔牙后疼痛明显，可以口服止痛药。如果拔牙手术复杂，或患者全身情况欠佳，可能需要使用抗生素。

7. 拔牙后如果伤口大量出血，要及时复诊。如果拔牙后第 3 天拔牙创突然出现难以忍受的剧烈疼痛，并且服用止痛药无效，要及时复诊。

8. 由于麻药的原因，拔牙后局部黏膜的痛觉暂时不会恢复，所以在进食时要避免咬伤，不要进食过热的食物，以免烫伤。

9. 短期内应尽量避免食用牛羊肉、海鲜等食物，因为这些食物中所含有的花生四烯酸等成分不利于伤口愈合。

十二、拔牙后多久才能洗牙、补牙或拔除其他牙齿呢？

这要取决于具体牙位和恢复情况。一般在拔牙后 1 周，拔牙创初步愈合、张口度恢复正常，就不太影响后续的口腔治疗了。若是比较复杂的拔牙手术，1 周后还可能有张口受限等不适。若拔牙窝愈合不佳 1 周后还有剧烈疼痛，则建议暂缓其他治疗。这是因为：第一，过度张口可能会对颞下颌关节造成损伤；第二，拔牙创疼痛可能影响邻牙检查结果从而影响诊断。

十三、体检发现有智齿需要拔，有龋齿需要补，还有牙石要洁治，到底应该先做什么治疗呢？

一般建议先处理有症状的或是较为严重的问题。位置不正的智齿反复肿痛、塞牙，就先拔牙。若龋齿已经有敏感疼痛的症状了，就先治疗牙体疾病；如果刷牙出血明显，有大量牙石，口腔卫生欠佳，则建议先进行牙周系统治疗。有的患者平时不注意，等疼得厉害了才来就诊，检查发现口内同时存在多种问题，比如阻生智齿肿胀、疼痛，并且已经把邻牙顶坏了，且牙神经疼。这种复杂情况可以多种治疗同时进行，比如局部麻醉后开髓，以缓解急性牙髓炎疼痛，同期拔除阻生智齿。但是具体的方案要遵循临床医生的判断。

十四、拔牙当天能开车、出差、运动、化妆、洗澡吗？

拔牙操作是一个小手术，会产生一些术后反应，术后反应大小与拔牙的位置以及创伤大小息息相关。拔牙手术的麻醉方法一般采用的是局部注射麻醉，所以除外疼痛难忍等情况，不太会影响开车，当然患者可能存在紧张等心理因素，具体还要结合患者的情况判断。如果拔牙手术使用的是笑气镇静或全身麻醉，则另当别论，这些情况下拔牙当天是不能驾车的。

拔牙创口愈合过程中可能会有出血、疼痛等情况，一般术后3天内不建议坐飞机或长途旅行。运动方面则建议暂停剧烈运动，防止出血等意外发生。

常规的化妆不会影响简单拔牙的操作。若是拔除阻生牙等复杂手术，需要对面部进行消毒处理，建议爱美人士不要化浓妆来拔阻生牙。拔牙创面均位于口内，所以不会影响沐浴等日常生活，但在拔牙当天不建议用过热的水洗澡，以免刺激拔牙创出血。

（史　闻　沈惠丹　王妙贞）

第九章

镶牙

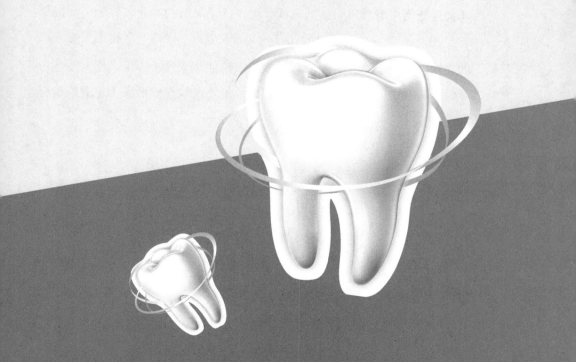

一、修复科常见名词解释

缺牙去镶牙的时候经常会遇到义齿这个名词，那么什么是义齿呢？义齿就是假牙，就跟假肢医学上称为义肢是一个道理。当然，义齿有很多种类，不同的义齿适合不同的情况。下面我们就来认识一下各种义齿吧。

固定义齿

固定义齿简单地说就是把缺失牙两边的牙磨小，并给他们做上牙套，这两个牙套就像桥墩一样，中间连着一个桥体，这个桥体就是修复的缺失牙，这个桥一样的义齿就叫固定桥，戴上以后患者不能自己随意摘下来。

活动义齿

活动义齿泛指患者可以自己摘戴的义齿。活动义齿的专业名称为可摘局部义齿，它是相对于固定义齿来说的。可摘局部义齿（图9-1）是利用天然牙和基托下的黏膜及骨组织作支持，依靠义齿的固位体和基托来固位，用人工牙恢复缺失牙的形态和功能，用基托恢复缺损的牙槽嵴及软组织形态，患者能自行摘戴的一种修复体。

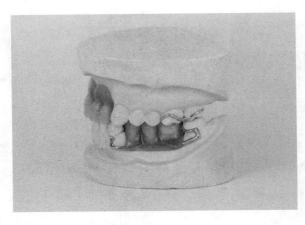

图 9-1 可摘局部义齿

🦷 种植义齿

种植义齿是指在缺牙区颌骨内植入人工牙根，再在人工牙根上面制作人工牙冠，具体内容见第十章。

🦷 即刻义齿

即刻义齿也叫即刻可摘局部义齿，是指当牙齿拔除后，在骨吸收稳定之前的这段时间内（通常 3 个月左右），为患者制作的用于过渡性的义齿，拔牙止血后立即戴用，通常在牙槽嵴形态稳定后被最终的可摘局部义齿所替换。这类义齿因为是临时的，主要作用是维持美观和保持间隙，一般不能用它来吃东西，也不是很舒服。

🦷 覆盖义齿

覆盖义齿，顾名思义就是覆盖在了天然牙、已经完善治疗的保留牙根、牙冠或种植体上的假牙。覆盖义齿也是可以自行摘戴的。

🦷 全口义齿

全口义齿也称总义齿，是无牙颌（口内一颗牙也没有）患者的常规修复治疗方法（图 9-2）。

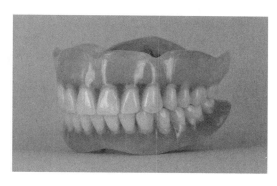

图 9-2　总义齿

二、常见的三种镶牙方法

通常情况下，当口内的牙齿缺失后，有三种方式可以进行牙齿修复。它们分别是活动义齿、固定义齿和种植义齿。

做起来简单，用起来一般的活动义齿

活动义齿（此处指可摘局部义齿）通常情况下是三类修复方式中义齿制作最为简单的一种修复方式，也是比较经济的一种修复方式。它的适用范围比较广泛，相比固定义齿而言，不受缺牙数量、缺牙位置以及组织缺损量的限制。对于基牙（可以理解为用于把义齿固定在口内的牙）的要求相对较低。磨牙的量也比较小。然而，由于可摘局部义齿并不与基牙进行粘接，且常常是靠黏膜组织和牙齿共同来支持，因此在使用过程中不如固定义齿舒适，相应的咀嚼效能也较低。而且，因为必须有基托、大连接体、小连接体等部件，所以容易有异物感。有时还会因为戴用可摘局部义齿而有发音不清的现象，需要较长时间才能适应。义齿在修复完成后每天由患者自行摘戴，并在口外进行刷洗清洁。总之，活动义齿制作起来简单、便宜，但是用起来效果一般。

需要磨小邻近牙齿的固定义齿

固定义齿制作完成后，使用粘接剂与固位基牙永久粘固，患者无法自行摘戴。由于义齿与基牙牢固地粘接在一起，因此义齿承受的咬合力会传递给基牙。固定义齿的优点是稳固，咀嚼效能更高，且由于体积小，异物感不明显。固定义齿的缺点是对基牙（邻牙）的要求高，义齿的设计受缺牙间隙大小和位置的限制。另外，比起活动义齿，固定义齿要磨除相当多的牙体组织（类似于给相邻的牙制作牙冠，要按照设计要求的厚度把邻牙的各个面磨掉一层），尤其是活髓牙，有导致牙髓炎的可能。固定义齿修复完成后，患者还要更加仔细地进行清洁，因为粘固后不能自行取下，所以相比活动义齿，固定义齿的清洁难度更大。粘固后的固定义齿一旦损坏，多数情况下需要拆除重新制作，不像

活动义齿，尚有修理的可能。

当您出现了缺牙的情况，和医生沟通修复方式的时候，如果条件允许，可以选择固定义齿来修复。尤其是缺牙间隙相邻的牙齿也需要全冠修复或者桩核冠修复的情况，固定义齿修复缺牙是比较合适的选择。如果缺牙间隙相邻的牙齿是健康的，就要慎重一些了，因为好牙磨掉了再后悔就来不及了，而且磨牙以后有牙髓炎发生的风险，还需要根管治疗。如果您对美观和功能要求比较高，不希望做能看见金属钩的活动义齿，又不希望做种植手术，那么要在治疗前心里有数，并且和您的医师沟通好。

有一些患者觉得活动义齿需要天天摘下来刷洗，太麻烦了，干脆做固定义齿，再也不需要天天刷洗了。对于这类患者我们的忠告是：固定义齿修复患者更需要做好口腔清洁（包括使用牙线清洁），如果不注意保持口腔卫生，患牙会越来越多，以后就无法再做固定义齿了。还有一些患者是戴了多年的活动义齿，恰好口腔条件还行，经过治疗重新做了固定义齿，从此觉得终于咬东西又有劲了，就吃螃蟹、啃骨头，甚至开啤酒瓶都用刚做好的固定义齿。对于这类患者，我们想忠告您，不管您做了什么类型的义齿，都要注意做好义齿的维护和保养，真牙都有坏的时候，何况是义齿呢？

另外，通常固定义齿比活动义齿费用高，这也是一个需要考虑的因素。并且，不同的医疗机构收费不一样。即使同一个医疗机构，不同材料的固定义齿价格也不一样。如果您想了解用什么材料做固定义齿，可以参考本书第七章中的"十四、您的牙做哪种牙冠最好？"，做固定义齿和做牙冠的材料基本一样。

需要手术但效果好的种植义齿

除了传统的活动义齿、固定义齿，目前种植义齿已经在临床应用很多年，非常成熟，为很多对活动义齿的修复效果不满，或不愿意磨牙的患者提供了新的选择。有关种植义齿的详细介绍可以参考本书第十章，在这里我们只是简单地将种植义齿与活动义齿、固定义齿进行比较，供您参考。

与传统的活动义齿相比，采用种植义齿修复可以为修复体带来更好的稳定和固位，通俗讲就是义齿相对稳固了，相应的咀嚼效率也更高了。这里需要说明的是，不是所有的种植义齿都是固定的，有些病例是植入种植体后，以其做支撑进行可摘局部义齿或覆盖义齿修复的。然而就同等条件的患者而言，只要条件允许，进行种植修复总是可以为义齿（无论固定义齿还是活动义齿）提供更多的固位和支持。

与传统的固定义齿相比，种植义齿修复可以大大减少对于天然牙的磨除量。简单地说，就是不用再考虑缺牙间隙相邻的牙齿了，哪里缺牙就在哪里种植牙。植入人工牙根，种植义齿修复完成后的使用效果更好。这点对于缺牙间隙两侧牙齿都很健康的患者来讲尤为重要。

当然，种植义齿虽然有很多优点，但同时也有一些问题使其应用受到某些限制。

首先，种植手术是不可避免的。要在牙槽骨上植入一枚种植体，必须要做手术。具体的手术方式、适应证、禁忌证您可以参看本书第十章。如果您的身体条件允许，种植手术通常只是在局麻下就可以完成的小手术，而且术后的痛苦也并没那么大（简单说种一颗牙和拔一颗牙创伤大小差别不大，只有需要进行自体植骨的手术会相对大一点）。

其次，种植义齿修复不能操之过急。俗话讲"伤筋动骨一百天"，在牙槽骨里种上一枚金属钉（即种植体，多为钛金属材料，极少的医疗机构有氧化锆陶瓷种植体），3个月能长牢固就算快的了。所以您在种植治疗开始前一定和医生沟通好，要有心理准备。很多患者从开始种植修复到完成要经历半年甚至1年的时间，有些需要植骨的患者，以及一些需要先正畸纠正错𬌗畸形的患者，治疗周期甚至会长达几年。如果确定要种植修复，请您务必遵医嘱，千万别着急。种植术后医生会为您制作临时过渡义齿，千万别把它当作真牙一样使劲用。举个例子来说，如果是腿骨折的患者，哪有手术做完马上就能骑自行车回家的呢？

最后，从费用上来看，种植义齿是相对较贵的修复方式；从治疗周期上看，种植义齿又是最耗时的治疗。然而种植义齿可以达到很多传统修复方式无法企及的修复效果，同时又能最大限度地保留健康牙的牙体组织。因此，在身体条件、经济条件允许的情况下，种植义齿应该是可以选择的最好的修复方式。

三、制作义齿是一个系统工程

有很多患者来到诊室，会跟医生说："我掉了几颗牙，您给看看镶上就行了。"然而当医生向他们介绍治疗计划的时候，他们都张大了嘴："啊？镶牙这么麻烦！"有些患者甚至一听治疗方案，觉得麻烦，干脆就不治疗了。下面，我们就介绍一下义齿修复的大致流程。总的来说，义齿修复是一个系统工程，哪一步嫌麻烦不做，都会给日后的修复埋下隐患。这部分内容主要针对活动义齿进行讨论。

着急镶不好牙

镶牙是个系统工程，凑合是不行的。如果您坚决不配合医生进行镶牙需要的准备治疗，只要求医生尽快给您做义齿修复，只有两种结果。第一种，医生没办法修复缺失牙，请您回去考虑，考虑好了再来做义齿；第二种，医生即使勉强做了义齿，过不了几天，义齿就不合适了，真牙还可能被损坏，到那个时候只好从头再来了。

查清楚、商量好

医生希望您既然打算镶牙，那么就要配合检查。在全面了解您的口腔状况前，医生也不清楚制订什么样的修复方案合理。所以医生问您各种情况，都请您如实告知，以便医生根据问诊得出需要的信息，以确定治疗方案。之后您坐在牙椅上，张开口，医生在您的牙上敲一敲、探一探，或者做一些其他检查，也请您配合。需要的时候医生还会请您去影像科拍 X 线片，以便通过 X 线检查了解您的牙槽骨、牙根的相关情况。如果没有 X 线检查，医生没办法给您制订合理的治疗计划。就像盖房子准备砌墙了，还不知道地基是否结实，谁也不敢接着往上砌一样。

经过全面的检查之后，医生会制订治疗计划并跟您解释。很多情况下，医生会为您制订不止一套治疗方案。这时您可以和医生沟通您的想法，医生会考虑您的想法并提出建议。在医生提供专业意见后，需要您考虑并最终选择一套治疗方案。在和医生沟通时，希望您尽量全面考虑、慎重决定，因为治疗方案一旦确定，最好在治疗开始后不要随意更改，否则很可能会耽误治疗。

在确定好治疗方案后，还可以选择制作义齿的材料。比如传统的全树脂义齿使用金属丝弯制的挂钩，这种义齿的优势是价格相对较便宜，但强度稍差，时间久了树脂老化了，很容易发生损坏。如果担心全树脂的义齿不够牢固，还可以选择钴铬合金铸造支架的义齿。这种义齿的支架和挂钩都是使用钴铬合金铸造的，更薄、更精密、更坚固。此外，还可以选择钴铬钼合金铸造支架的义齿，相比于普通的钴铬合金，这种材料的弹性和耐腐蚀性能更好，使用寿命更长、更安全。当前越来越受青睐的钛合金也可以用于义齿制作。钛合金相比钴铬合金轻很多，相比树脂义齿又薄很多，是戴起来最舒适的材料，当然价格也更贵一些。

该拔的拔

经过全面检查之后，如果需要，医生可能会向患者建议拔除一些无法保留的患牙。这时有些患者听说要拔牙，或者是害怕得不敢治疗了，或者是舍不得拔牙暂时放弃修复治疗了。医生建议您一旦确定治疗计划，就尽早拔除不能保留的患牙，其中的原因如下。

首先，拔牙越早，义齿修复就越早开始。比如进行活动义齿修复的患者，在拔牙后通常要等待大约 3 个月的时间，待牙槽骨吸收、改建趋于稳定，拔牙窝愈合以后，才能开始修复治疗。这是由于拔牙后会在牙槽骨上留下一个洞，称为拔牙窝，是原来的牙根所占据的位置。当牙根被拔除后，拔牙窝内会形成血凝块，创口逐渐愈合，而拔牙窝处的牙槽骨会逐渐吸收、改建，渐渐长平。这一系列反应在拔牙后的 3 个月之内比较活跃，3 个月之后会趋于平缓，牙槽骨的形态也就趋于稳定了。这时开始修复，取得的印模形态更加准确。如果拔牙后没有足够的愈合时间，提前取模，牙槽骨的形态还会发生较大的变化。按照这个形态制作的义齿，戴在口内使用以后，由于真实的牙槽骨形态发生了很大变化，义齿很快就不合适了，常常会出现明显的压痛，甚至根本无法戴用。

其次，有些患牙之所以无法保留，是因为发生了严重的病变，不拔除不仅无法行使功能，反而会加重牙槽骨吸收或者会影响相邻牙齿的健康。例如有些患牙牙根已经断裂，而且已经发生了根尖周组织的炎症，这时我们不得不选择将其拔除。有些患者很清楚这颗牙已经无法行使功能，但是又惧怕拔牙，或者舍不得拔牙，只要求修复缺失牙，或者以为等坏牙自己掉了再做义齿也来得及。其实，这样的牙齿如果不拔除，根尖周组织的炎症是无法控制的，炎症不断加重会导致牙槽骨不断吸收。等到患牙自行脱落，或者引起其他并发症不得已拔除的时候，牙槽骨已经因为之前没有控制炎症发生了更多的吸收，支持邻近牙齿的牙槽骨也遭到了破坏，很可能导致邻近的牙齿也需要拔掉。这时再进行义齿修复，牙槽骨的条件比之前更差了，制作的义齿所能达到的修复效果会大打折扣。因此，这样的患牙不如尽早拔除、尽早修复。

再次，有一些患牙由于牙周炎等的影响已经不是很稳固了。这些牙齿如果单独这么放着还能凑合用，但是如果需要作为义齿修复的基牙很可能用不了几天就坏了。这是因为牙齿缺失后进行义齿修复，缺失牙齿原先的咬合负担要分担给剩余的牙齿来承担（种植义齿通常不需要），相比而言剩余牙齿承担的咬合负担加重了。这时剩余的承担额外负担的牙齿（常常指义齿的基牙）就需要有足够的牙周储备力来应对这些负担。如果剩余牙齿本身状况较差，那么就不适合作为义齿的基牙了。这样的情况下，建议患者最好拔除这样的患牙。因为如果不拔除，凑合着把牙镶上，很可能才用了几个月，基牙就坏了，也不得不拔掉了。而且，还要重新镶牙。当然，如果您确实难以接受拔牙或者身体条件导致无法拔牙时，那么也可以和医生商定治疗方案时选择拔牙相对较少的方案。

该补的补

即使不需要义齿修复，牙齿坏了也应该尽早充填治疗，而对于需要义齿修复的患者更是如此。因为如果应该治疗的牙齿没有治疗就先义齿修复，等到患牙再严重一些可能会出现新的牙齿缺损甚至缺牙。到那时候就必须重新做义齿了。另外，对于某些特殊部位的缺损，义齿制作完成后可能会和该部位有接触，所以必须在完善的充填治疗后（就是把牙补好）才能取印模，制作义齿。否则，按照原来的印模形态制作出来的义齿无法在口内就位（因为取模后又进行了充填治疗，形态发生了改变）。

该治神经治神经

对于某些已经发生牙髓炎、根尖周炎症的牙齿，或者是之前牙髓治疗不完善的牙齿，医生会建议先进行根管治疗（俗称"杀神经"）。因为一旦义齿修复完成后，很难在不破坏义齿的情况下对这些牙齿再次进行完善的根管治疗。而且有些患牙如果不根管治疗消除牙髓炎、根尖周炎症，那么很可能无法避免日后拔牙的风险。一旦拔除患牙，之前的义齿可能就需要重新做了。

另外有一些特殊情况，患者口内的牙齿由于多年的磨耗或缺牙导致牙齿移位，医生不得不将剩余的牙齿调改外形后才能进行义齿修复。这时对剩余牙齿的磨改称为牙体预备。有些患牙可能由于牙齿位置不好，所以需要预备的量比较大，或者本身磨耗比较重，医生按预估的量磨除牙体组织会导致露髓。这时医生会根据经验告知患者露髓的风险，并建议患者先进行根管治疗。这样在根管治疗后再行义齿修复，可以减少患者治疗中的疼痛。

洗牙

对于修复前患有牙周炎或牙龈炎的患者，医生会建议在修复前完成牙周治疗或者洗牙。实际上，洗牙只是牙周系统治疗的第一步，完整的牙周治疗还应包括刮治术、牙周手术、牙周维护治疗等很多步骤。牙周组织是牙齿承受咬合力的基础。就像盖房子要先打好地基一样，在进行义齿修复之前，一定要先遵医嘱进行完善的牙周治疗。

该磨的牙必须磨

有些患牙由于长期磨耗、大面积牙体缺损或者牙齿排列、位置异常，可能会导致义齿修复出现很多问题，比如义齿就位困难、义齿戴用后行使功能受限、义齿积存食物残渣难以自洁、义齿修复空间不足等。这时医生会对您的牙齿进行外形调改，以尽量避免或减轻上述问题。所以您一定要配合医生治疗，千万别舍不得调磨。否则修复前没舍得调磨牙齿，等到修复后义齿戴用不合适就无法调改了。

戴临时义齿

临时义齿用于在永久修复体加工期间戴在患者的口内满足一定的口腔功能、美观要求和占据修复间隙。对于固定义齿，医生会制作临时修复体，用临时粘接剂粘在口内。对于活动义齿，医生会制作即刻义齿供患者临时戴用。这里提示您两点：第一，临时义齿大多采用树脂制作，只能暂时满足一定的口腔功能和美观要求，千万不能用临时义齿咬硬物，也别期望它特别逼真；第二，临时义齿戴上了千万不要以为能凑合用，也不影响社交，不再继续后面的治疗了。有的患者牙周炎很严重，本来只是缺了几颗前牙，戴临时义齿只是为了美观，需要牙周治疗完成再行永久义齿修复。可患者戴上临时义齿后就不再继续治疗了，结果牙周炎继续发展，最后不得不把全口牙齿都拔掉，只能做全口义齿修复了。

试戴义齿

试戴义齿是每位患者都要经历的过程。经历漫长复杂的治疗之后，终于见到了制作完成的义齿，想必这时每位患者的心里都是既高兴又想立刻戴入义齿。但是在此之前医生会进行调磨，以保证义齿修复效果，比如：调磨义齿的组织面（和患者牙齿、牙龈接触的面）使得义齿边缘贴合，没有压痛；调整咬合面使得义齿在行使咬合功能时均衡受力；抛光义齿以尽量减少其使用过程中积存食物残渣等。这时请您一定要耐心配合，并且当医生给您的义齿进行调磨时，一定要如实告知医生您的感受，比如咬起来高不高、黏膜有没有压痛、外形是不是满意等。

🦷· 初戴义齿，修改调磨，逐步适应

活动义齿在初戴的时候需要患者不断适应和调整。尤其是刚刚戴用第一副义齿的患者，更需要不断适应义齿，学习义齿的使用方法。活动义齿由于有基托、连接体等结构，所以戴用后无法避免异物感。有些患者戴上义齿后并不会因为这样的异物感而觉得很不舒服（实际上多数患者如此），主要是因为戴用一段时间后逐渐适应了。而对于黏膜支持式或牙齿黏膜联合支持式义齿（缺牙间隙的某一侧或两侧没有剩余牙齿的支持，靠基托直接压在黏膜上获得支持），在义齿的戴用过程中需要更长时间的适应。这类义齿因为靠软性的黏膜获得支持，所以稳定性相对较差，行使功能时需要患者不断适应和学习如何使用。而且，黏膜组织在义齿初戴的 1~2 周会有一个下沉的过程（就是黏膜逐渐被压"紧"了），因此义齿的位置会有轻微的改变。活动义齿戴用后，黏膜下的牙槽骨依然会发生生理性变化。这种变化虽然不及拔牙后 3 个月内的变化那么显著，但是义齿戴用久了也可能会因为发生了这种变化而出现义齿与黏膜表面不贴合，引起义齿使用过程中出现压痛等不适。对于涉及前牙，尤其是上颌前牙区域的义齿，患者在戴用后还要努力学习发音。

活动义齿戴用后，医生会告知复诊时间。在不断适应和学习使用义齿的过程中，要按期复诊，并且与医生沟通使用义齿的体会，以及使用过程中发生的不适，以便医生及时发现问题，进行适当调整。一般而言，建议完成义齿初戴后努力戴用和学习使用义齿。如果有严重的压痛等不适，导致无法使用，建议尽快复诊。如果出现不适但尚可忍受，可以通过减少义齿戴用时间或咀嚼较软的食物来减轻不适感，并遵医嘱按时复诊。但是在复诊前的 1~2 天尽量不要

停用义齿，以免在复诊时医生难以通过口内黏膜的情况判断引起不适的原因。

四、固定义齿不是什么情况下都可以做的

许多患者既不想做种植，又觉得活动义齿戴用不舒服，很麻烦，只想制作固定义齿来完成修复。但是，固定义齿的制作需要一定的口内条件，不是所有的情况都适合做固定义齿。那么，到底在什么口腔条件才适合进行固定义齿修复呢？下面，我们主要从三个方面为您解答这个问题。

缺牙位置、数量都要适合

缺牙位置和数量通常是医生考虑的重要因素。从缺牙的位置来说，理论上来讲，只要缺牙的数目不是特别多，并且基牙（缺牙间隙相邻的用于粘接义齿的牙）的数目和条件能够满足义齿要求的，都可以考虑做固定义齿。比较特殊的是末端游离缺失（缺牙后缺牙间隙的远中已经没有牙齿）的病例。这时如果进行固定义齿修复，则只能利用缺牙间隙一侧的基牙来粘固义齿，称为单端固定桥。单端固定桥的应用应当非常慎重。尤其对颌牙是天然牙或固定义齿时（此时固定桥的咬合负担会比较重），通常不应设计单基牙的单端固定桥。有些情况下为得到足够的支持力量，可以增加一个基牙制作双基牙的单端固定桥，而固定桥的外形设计应当尽量减轻其咬合负担。

从缺牙的数量上来看，通常固定义齿仅适用于少数牙缺失的修复，或者少数牙的间隔缺失的修复。这是因为固定义齿的咬合力主要由缺牙间隙的两侧或一侧的基牙来承担，必要时还需要将相邻牙齿共同选作基牙，所有的基牙共同分担桥体的咬合力。对于少数牙的间隔缺失，可以增加缺隙中间的牙齿作为基牙共同承担咬合力。对于多数牙缺失或间隔缺失的情况，选用固定义齿修复应当非常谨慎。

总之，医生在考虑缺牙数目和位置的时候，要防止基牙在修复后咬合负担过重。如果修复后基牙在行使功能时长期超负荷工作，会造成基牙的牙周受到

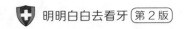

损害，导致修复失败，甚至还会导致基牙最终不得不拔除。

邻近的牙要足够牢固

医生不仅要考虑缺牙的情况，同时还要在设计固定义齿时充分考虑基牙的条件，也就是缺牙间隙邻近的牙齿是不是足够牢固，要从以下几个方面来看：牙冠、牙根、牙周、牙髓。

1. **牙冠** 基牙的牙冠必须能够满足固定义齿修复的固位要求（参见本书第七章）。简单来说，基牙的牙冠要足够高，形态要正常，健康牙体组织越多越好。不能完全满足这些条件的牙齿，必须采用增强固位的措施使其达到固位要求后才能用作基牙。比如，缺损较大的牙齿要进行桩核修复，高度不足的牙齿用手术延长牙冠高度，必要时增加基牙数目等。

2. **牙根** 牙根也是必须考虑的因素之一。基牙的牙根如果是单根（前牙多为单根牙），则牙根必须粗壮并有足够的长度（比如尖牙，俗称虎牙）。如果基牙是多根牙（后牙），牙根有一定分叉度（比如上颌第一磨牙）比趋向融合呈锥形（比如有些上颌第二磨牙）要好。另外，对于合并牙周炎的患者，牙周疾病会导致牙槽骨吸收。此时要求牙槽骨吸收最多不得超过牙根长度的1/3，如果牙槽骨吸收太多，那么就像楼房很高但是地基不够深一样，用作基牙就会威胁整个固定义齿的安全，这也是为什么设计修复方案前一定要进行 X 线检查。

3. **牙周** 牙周组织也是必须考虑的。理想条件下，选作基牙的牙齿，要求其牙周组织一定要健康。牙周组织包括牙根周围的牙槽骨以及软组织。当牙齿受力传导到牙根时，力量实际上是由牙周组织来承担的。临床上需要进行固定义齿修复的患者多数很难达到理想的条件，因此医生会要求患者先进行系统的牙周治疗。经过完善治疗的牙齿能够满足无进行性炎症，无病理性动度，牙槽骨吸收不超过根长的1/3，可以选作固定义齿的基牙。

4. **牙髓** 牙髓状态同样也会影响固定义齿的修复效果。如果是牙髓有病变的牙齿，甚至是已经出现根尖周病变的牙齿，一定要经过完善的牙髓治疗，并且经过足够时间的观察后确定病变已被控制，才可以进行固定义齿修复。对于无法彻底治疗或者治疗后剩余的健康牙体组织过于薄弱的牙齿，不宜选作固定义齿的基牙。

🦷 做大范围的固定义齿要非常慎重

在这里还要特别提醒广大患者，制作大范围的固定义齿必须要非常慎重。固定义齿修复比较适合少数牙缺失或少数牙间隔缺失的患者，多数牙缺失或多数牙间隔缺失进行固定义齿修复应非常谨慎。

一方面，对于固定义齿承担的咬合负担，我们可以这样理解，比如缺失了一颗牙齿，用相邻的两颗牙齿作为基牙制作固定桥，那么就需要由这两颗牙承担相当于 3 颗牙齿的咬合负担。也就是说基牙在承受自己的咬合负担的基础上，还需要额外承受缺失牙齿的咬合负担。由此考虑，在固定义齿修复设计的时候，应当尽量避免用少数牙齿作为基牙修复多数牙齿的缺失。这就像让两个人承担四五个人的工作量，一来是工作干不好，二来是很容易就把这两个人累坏了。

另一方面，固定义齿的加工相比活动义齿来说要求精度更高，难度也更大。在加工小范围的固定义齿时，比较容易保证其加工精度。精密加工可以保证修复体非常密合地粘接在基牙上，对于义齿和基牙长期稳定行使功能非常有利。当固定义齿范围过大时，修复体加工的难度就会增加，其精度就更难控制。这时如果在修复体精度无法保证的前提下将其粘固在基牙上，那么今后义齿和基牙的正常使用和维护都会面临极大的风险。

🦷 牙髓损伤的风险是客观存在的

有些牙齿需要经过完善的牙髓治疗才可以被选作固定义齿的基牙。那么牙髓健康的牙齿是否适合作基牙呢？

实际上，健康的活髓牙由于有牙髓的营养和代谢活动，牙齿比较牢固。从这一点上说来，健康的活髓牙是适合选作固定义齿的基牙的。然而，在实际制作固定义齿的时候，必须要磨除一定量的牙体组织才能为义齿创造足够的修复空间。这一操作本身会对牙髓产生一定的机械和温度刺激，如果刺激超过牙髓能够承受的范围，就有可能引起牙髓炎症。因此，对于活髓牙用作基牙的情况，医生会在治疗前向患者交代，如果磨牙后出现牙髓炎症，那么就需要根管治疗。

由于每颗牙齿形态、位置各不相同，每个患者的牙齿神经耐受刺激的能力也不一样。因此，医生通常无法在治疗之前对磨牙后牙齿是否会出现牙髓炎症进行准确预测。也就是说，活髓牙作为基牙制作固定桥，损伤牙髓的风险是客观存在的。

有风险还做不做固定义齿？

这个问题需要结合患者的自身条件和患者对修复效果的要求来分析。

相比于活动义齿，固定义齿在说话、进食、美观等各方面更好，并且戴用后几乎没有异物感，也不会改变口腔内原有的环境，患者感觉舒适，外形美观。因此固定义齿是一种很受患者欢迎的修复方式。

虽然制作固定义齿存在一定的风险，但是又有哪种治疗方式可以规避所有的风险呢？只要患者在权衡了固定义齿修复所带来的益处和风险后，确定为了达到更好的修复效果，值得冒相应的风险，同时又不希望采用种植义齿修复，那么固定义齿修复仍然是一种非常好的修复方式。

五、努力适应活动义齿

相信您看了前面的内容，对于希望制作什么样的义齿有了一些初步的想法。但是仅仅了解如何在治疗前选择方案是不够的，还需要知道义齿修复之后还有哪些要注意的问题，才能更好地使用义齿，这对于使用活动义齿的患者尤为重要。下面我们分别从几个方面介绍戴用活动义齿后如何更好地适应和使用义齿。

🦷 别人戴义齿没问题，不代表自己没问题

有很多患者看到朋友或老伴镶了活动义齿，发现义齿用得不错，吃饭挺香，说话利落，所以决定自己也要去做义齿修复。其实，每位患者的口腔条件不一样，制作出的义齿也不同。另外，每个人在进食、说话的时候，口腔相关的牙齿、骨骼、肌肉、神经的活动规律也不一样，所以使用义齿的感受不完全一样。

如果口腔内有缺牙，需要进行系统的修复治疗。这并不是为了把您吓住，让您不敢去镶牙了，而是希望您既要有学习用好义齿的信心，又要对于适应、学习使用义齿过程中的困难有一定的心理准备。在治疗开始前，要先把治疗期望值降下来，就是这个原因。有些患者希望自己镶牙之后，一点不适感都没有，跟原来的真牙一样舒适好用，但是目前的医疗水平是不可能实现的。

🦷 没有其他更好办法的时候，告诉自己努力适应义齿

对于已经制作好活动义齿的患者，医生一方面教会患者摘戴，同时还会鼓励患者使用义齿。有些患者做好义齿以后就放在家里放着，或者见人的时候才戴上，吃饭时就摘下来（某些过渡义齿要求这样使用，此处指最终修复完成后的义齿）。这样的话永远都无法适应义齿。

如果义齿戴用后有不适感，应当及时联系医生复诊。医生检查后会根据具体情况对义齿进行必要的调改，如此便能减轻或消除不适感。如果医生检查后认为义齿不需要调改，而且不适程度不严重，那么有时也会嘱患者从主观上积极适应义齿，或者了解患者的戴用习惯，纠正义齿的使用方法。总之，义齿不舒服就要去调整，去适应，不能放着不用，否则义齿修复以及义齿修复前的工作就都白费了。

🦷 义齿就是一个工具，要学习怎么使用好义齿

义齿实际上就是一个工具。当牙齿缺失后，我们需要这样一副工具来替代缺失的牙齿行使咀嚼、发音的功能。就像生活中我们使用的其他工具一样，只

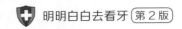

有学会怎么用，并且熟练掌握，才能把它用好。

努力改变不良的生活习惯

在适应和学习使用义齿的过程中，还需要改变不良的生活习惯。按时刷牙是一定要保证的。而且戴用义齿以后，不但要每次进餐后刷好自己的天然牙，还要把义齿也刷干净，才能有效预防牙齿再次发生龋坏或牙周病。吸烟和大量饮酒对于患者牙周状况的控制极为不利，必须戒烟、少喝酒。尤其对于戴用义齿的患者来说，基牙的牙周组织要额外承担缺失牙的咬合负担，此时如果不能控制吸烟和大量饮酒习惯，则会导致基牙的牙周组织受到加倍的伤害。如此一来很可能会使基牙的使用年限大大缩短，等到基牙不得不拔除时，义齿也就只能重新制作了。另外，吸烟还会使义齿基托和树脂牙加速老化，并严重着色、变色，也不利于义齿的美观。

六、活动义齿和全口义齿可能带来的不便

相比于固定义齿，活动义齿由于其体积相对较大、部件较多，且不能粘固在牙齿上，因此会带来一些不便。全口义齿虽然不属于局部义齿，但是因其可以自行摘戴，所以一并进行介绍。

睡觉前一定要摘下义齿

特别要提醒戴用活动义齿（及全口义齿）的患者朋友，睡觉前务必要把义齿取下，千万不要图省事戴着义齿睡觉。

其中最重要的原因在于入睡后，无法自如地控制口颌系统的肌肉。这时一旦义齿脱落，体积较小的义齿可能会被误咽入食道或者误吸入气管，体积大的义齿可能会导致口咽部梗阻。一旦发生这样的意外，轻者引起极大的不适，重者则要手术才能取出脱落的义齿，甚至会直接发生窒息、消化道穿孔等危及生命的严重事件。

另外一个原因在于，人在清醒的时候唾液分泌较多，流速较快，可以对口腔内的天然牙和义齿起到冲刷的作用，达到一定的自洁效果。但是入睡后，口腔内唾液分泌减少，这种冲刷自洁的作用大大减弱，此时口腔内的细菌就会加速繁殖，加重余留牙齿患龋病的风险。此时只有将义齿取下，把附着在义齿上的菌斑、食物残渣等一起带出口腔，才能减少口腔内细菌的增殖。

义齿行使功能时脱落

义齿行使功能时脱落可能有两方面原因。一方面可能口腔条件改变了，或者义齿不合适，这时需要及时就诊，请医生检查义齿是否需要调改、重衬，或者是否有必要重新制作义齿。另一方面可能是由于患者口内的条件不是很理想，制作出的义齿虽然已经调改至比较合适的状态，但是在行使功能时依然会脱落。如果是这种情况，那么患者需要加强学习使用义齿，有可能使用方法对了义齿就不掉了。另外，要适当降低对义齿的要求，比如戴用义齿后就要避免吃过硬和过黏的食物了。

咀嚼疼痛

咀嚼疼痛在戴用活动义齿和全口义齿的患者中很常见。一旦发生咀嚼疼痛要及时联系医生复诊。咀嚼疼痛常见的原因是戴用黏膜支持式义齿或总义齿的过程中，缺牙区域的牙槽骨还会不断改建和吸收。这会使支持义齿的组织形态发生改变，与义齿不再贴合。这时就会在局部受压比较重的部位引起咀嚼痛。在初戴义齿的 1～2 周，由于义齿承担咀嚼压力后会引起支持黏膜轻微下沉，也容易使义齿下方的支持组织形态发生变化，此时在压力集中的区域（比如牙槽骨突出的位置）就会引起咀嚼痛。在检查时如果发现咀嚼痛的原因是天然牙发生了新的损坏，那么也要及时进行治疗。

义齿摘戴困难

通常义齿发生摘戴困难是因为义齿的某些部件变形了，需要复诊进行调改。

🦷 义齿影响说话、发音

戴用义齿后，说话变得不清楚也是比较常见的。尤其在戴用上颌义齿或戴用大范围活动义齿和总义齿的患者中比较容易出现。

戴用上颌义齿后，腭部（俗称"上膛"）的基托会使初次戴用的患者很难适应，引起发音障碍。前牙区缺牙的患者，义齿的人工牙齿长度也会对发音产生影响。对于戴用大范围活动义齿或总义齿的患者而言，如果义齿的颌位关系（简单说就是上下颌牙的相对位置关系）恢复不够准确，也会极大影响发音功能。

对于戴用义齿后出现的发音障碍，可以从几方面进行减轻或避免。在义齿的设计阶段，可以尽量选择异物感小的材料。比如，当需要制作上颌腭部有基托的义齿时，可以选择轻薄的金属基托代替交联义齿的树脂基托，这样可以减轻发音困难和异物感。在义齿（尤其是大范围活动义齿和总义齿）修复治疗的过程中，要积极配合医生的引导，按照指示做动作，以取得准确的颌位关系。颌位关系准确，义齿就可能更加舒适，对发音的影响可能就更小。戴用义齿后要积极适应，努力学会戴义齿发音。即使义齿制作得再精密、小巧，戴入口内以后也需要适应，学习使用。另外，还需要学习发音。

🦷 咬舌、咬腮

义齿戴用后有时会出现正常行使功能过程中咬到舌头或者颊黏膜，有些时候是由于缺牙时间过长，面颊部或者舌体肌肉变得肥大了，占据了缺失牙齿所在的空间，从而出现这种问题，通常适应一段时间后就会自行改善。此外，也有可能是上下颌牙齿咬合关系不够好，如果发生这样的情况需要及时复诊，医生会对义齿进行检查，确定是否有必要进行调改。

🦷 吃东西嚼不烂

吃东西嚼不烂说明咀嚼功能弱。如果刚戴用义齿的时候很好，较长时间之后咀嚼功能逐渐下降，那么一般是由于义齿咬合面磨损了，或者口腔条件改变义齿不合适了。这样的情况需要及时复诊，让医生检查是否需要调改或者重做义齿。如果义齿刚戴上就觉得咀嚼功能比较弱，那么可以先食用软一点的、易于咀嚼的食物继续试用一段时间。如果还是觉得嚼不烂，可以联系医生复查。一般来说，义齿咀嚼功能受限于患者的口腔条件和修复方式。活动义齿相比固定义齿嚼东西力量小。如果义齿符合您的口腔条件，但还是觉得咀嚼功能弱，那么可以换一种方案修复，或者降低对咀嚼功能的要求。

进食后义齿易积存食物

在戴用活动义齿进食的时候，积存食物是十分常见的。在设计制作义齿的过程中，医生会根据您的口腔条件尽量减轻食物残渣的积存，比如尽量减少义齿部件，将义齿表面高度抛光等。然而，义齿的形态非常复杂，完全避免食物残渣积存是不可能的。既然这是无法完全避免的，那么当义齿已经制作和调改完成后，在戴用义齿过程中能做的就是进餐后努力把义齿、天然牙都刷干净，做好口腔卫生维护和保健。

唾液增多和恶心

通常戴用义齿后出现恶心多由戴用上颌义齿引起，此时需要联系医生检查并调改上颌义齿基托。如果非常容易恶心，应该避免选择具有很大基托的义齿。单纯的唾液增多一般只要坚持戴用义齿就会逐渐适应。

面部关节、肌肉不舒服

出现这些问题有时是由于义齿的垂直距离不合适引起的。通俗地说是戴用上下颌义齿后，咬在一起的高度恢复得不合适。这时需要患者及时复诊请医生进行调改，必要时需要重新取得颌位关系后重做义齿。

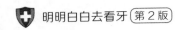
七、活动义齿和全口义齿怎么保养？

前面已经有很多地方提到了患者自行维护和保养活动义齿和全口义齿的重要性，那么接下来咱们就再来说一说如何进行义齿的维护和保养。

🦷 坚持戴用义齿才能很快适应

义齿需要积极适应和学习才能用好。在戴用义齿没有严重不适的情况下，建议您坚持戴用义齿，这样才能很快适应，同时也可以延长义齿的使用寿命。

🦷 吃完饭就取下义齿漱口、刷洗

无论对于天然牙的保健，还是义齿的保养，进食后认真刷洗都很重要，而且天然牙和义齿都要刷洗。

🦷 不能过度刷义齿

认真刷不是过度刷。有些患者复诊的时候会很骄傲地说，为了刷干净义齿，特意买了小号的鞋刷子专门用来刷义齿。虽然这是极少数患者的行为，但是借着这个例子给广大使用义齿的患者提个醒，这是不对的。刷义齿和天然牙一样应使用软毛牙刷，刷净表面的食物残渣即可。使用刷毛过硬的刷子或者过度刷义齿，会把义齿刷坏的。

🦷 义齿刷完别晾着

活动义齿由于其很大一部分是由树脂基托构成的，而且多数都采用树脂牙，长期将义齿放置在干燥的环境中会使树脂部件逐渐失水变形，容易引起义齿再次戴用时不合适甚至无法戴入，因此刷干净以后不要晾着。一般推荐将义齿取下并刷干净后放在常温清水中保存。老年患者为预防真菌感染可使用碳酸氢钠溶液保存义齿（市售有片剂型义齿清洁片）。

🦷 使用专业的义齿清洁药物

义齿清洁药物可以在正规的医疗机构、药店或一些超市买到。不要在家自行使用其他的去污剂来擦洗义齿。因为义齿的主要部件是由金属和树脂制作的，其他成分的去污剂很可能会使这些部件发生腐蚀、老化和变色等。

🦷 可以到医院抛光义齿

如果您发现义齿颜色暗淡了，或者有刷不掉的色素了，可以联系您的医生复诊，看看是否可以进行抛光或者"翻新"，千万不要自行使用非专用的清洁剂清洗义齿。

🦷 活动义齿是有使用寿命的

一般情况下活动义齿的寿命在 5 年左右，但是具体到每个患者的每副义齿，其使用寿命受很多因素的影响。每个患者的口腔健康状况不同，全身健康状况不同，口腔保健与维护的完成情况也不一样，因此每副义齿的使用寿命是不一样的。比如在制作义齿之前，已经发现某些基牙条件不好，患者与医生商量后先保留患牙，治疗后予以修复而没有拔除，那么修复完成后，义齿的使用寿命就未必能达到平均水平。再比如有的患者本身年纪大，全身骨骼情况都不好，戴用的又是全口义齿，那么很可能牙槽骨吸收很快，义齿使用一两年后就已经与口腔内的条件不匹配了，需要重新制作义齿。需要强调的是，尽管无法确定每副义齿的使用寿命，但是可以确定的是，只有认真做好义齿和天然牙的清洁与维护，并且积极适应和学习使用义齿，才可能让义齿的使用时间更长。

八、拔完牙能立刻戴义齿吗？

有些情况下，拔完牙是可以立刻戴义齿的。这时戴用的义齿通常都是即刻可摘局部义齿或者即刻全口义齿。这类义齿的使用是有明确适应证的，且通常

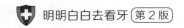

是用来达到过渡性治疗目的，帮助患者从拔牙前的状态向拔牙后戴用义齿的阶段过渡。

先装个"门面"

这类过渡性的可摘局部义齿可以在拔牙后很快起到一定的恢复功能和美观的作用。尽管这些作用是有限的，但过渡性义齿的使用是必要的。它不仅可帮助患者从拔牙前的状态向拔牙后戴用义齿的阶段过渡，而且患者最容易体会到的好处是可以先装个"门面"，临时恢复美观。除此之外，过渡性义齿还担负着保持缺牙间隙、重建咬合关系、保护基牙和牙槽骨的作用。

影响很小的拔牙部位可以立刻戴牙

在个别拔牙后牙槽骨形态的改建对义齿修复影响很小的部位，可以在拔牙后立刻戴牙。

临时牙装上就放弃治疗后患无穷

千万不能认为把过渡性义齿戴上以后就万事大吉了，放弃了后续的治疗。过渡性义齿只能临时戴用，如果长期戴用可能会损害口腔健康。

九、什么时候能不拔牙根就镶牙？

虽然有些牙只剩下牙根了，可还是不舍得拔掉。需要向大家说明的是，经过专业医生的治疗，实在留不住的牙根该拔就拔。当然在有些情况下，口腔内不松动的残根经过完善的治疗可以不拔除，进行义齿修复，这时多采用覆盖义齿来进行修复。

覆盖义齿可以帮很多人实现愿望

与传统的全口义齿或大范围可摘局部义齿相比，覆盖义齿在美学、言语、咀嚼、固位力、功能改善和提高生活质量方面有一定的优势。具体来说，保留牙根可以帮助维持牙槽骨高度，这有利于义齿固位和稳定，相应地可以提高义齿的功能。保留牙根同时还保留了牙周本体感受器，使患者戴用义齿的感受更好。另外，覆盖义齿如果设计合理、制作规范，并且患者能够正确清洁和维护，对于保留下来的牙根有保健作用。因为覆盖的基牙通常只保留牙根部分，所以受力时就很少受到对于牙周组织保健不利的侧向力。就像把大树砍掉只留下树桩子，这时刮再大风都不会担心树桩子被刮倒了。当然，对于患者而言，覆盖义齿修复也可以减少拔牙的数量。

覆盖义齿的种类

除了最基础的仅仅把牙冠去除后盖在义齿下面，还可以制作牙根上的附着体辅助义齿固位。比如在牙根上做个衔铁，再在义齿对应的位置上放上磁体，这样义齿就可以吸在口内保留的牙根上，能起到更好的固位作用。某些特定的情况下，还可以将剩余的牙磨小，套上一层金属套（通常为金合金），再在义齿相对的位置也做上金属套筒，可以极大增强义齿固位，就很难在日常使用中出现假牙的意外脱落。当然，无论是做磁性附着体，还是做金属套筒（套筒冠）或其他类型的附着体，都需要专业医生的评估，给您最合理的设计。

牙根不拔也要进行处理后才能镶牙

必须要指出的是，进行覆盖义齿修复并不允许把严重病变、无法保留的患牙或牙根覆盖在义齿下面，也绝不可以不治疗牙根就直接覆盖在义齿下面。未经治疗的牙齿，尚未控制的牙周、牙髓或根尖周炎症，覆盖在义齿下面就像一颗地雷，随时都会有爆发急性炎症的风险。并且，覆盖在义齿下面的基牙缺乏口腔的自洁作用（如唾液冲刷、咀嚼食物时的摩擦等），会加重炎症进展，使患者的口腔健康状况越来越差。发展到最后，不得不拔掉基牙，重新治疗。

🦷 不拔牙根镶牙后更要注意口腔卫生

覆盖义齿由于把基牙覆盖在了义齿基托下方，因此基牙几乎不受口腔自洁作用的影响，细菌容易在其周围生长繁殖，导致一系列问题。有研究发现，不注意口腔卫生的患者，覆盖义齿戴入后 2～3 个月基牙就可发生龋坏。另外，细菌的大量增殖还会导致牙龈炎和牙周炎。

所以，对于戴用覆盖义齿的患者，要更加注意口腔卫生维护。除了认真刷牙（包括天然牙和义齿），还要将基牙周围以及基牙间隙处用牙刷无法完全清洁的部位使用牙线或牙间隙刷清洁干净。保存覆盖义齿时可将其浸泡在 0.1%～0.2% 氯己定溶液中。

（张吉昊　刘诗铭　刘欣然　师晓蕊　徐明明）

第十章

种植牙

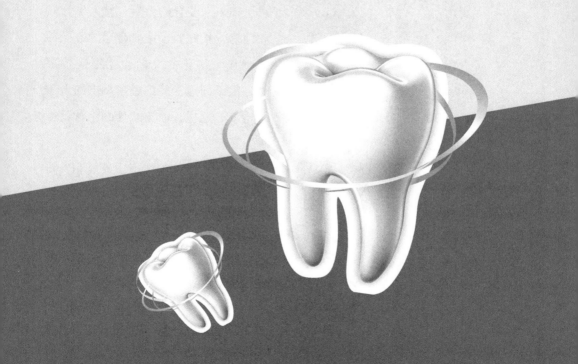

"缺了牙可以种上"这一观念已经广泛存在于大众的认识中，越来越多的人想要了解并愿意接受种植牙，除了医疗技术的不断进步，也和人们生活水平的提高、对高质量生活的要求有关。近年来，快速涌现出来的越来越多机构的宣传，也让种植牙的概念更加为大众所熟悉。种植牙是什么？种植牙好不好？该去哪儿做种植牙？

一、牙是怎么种上的？

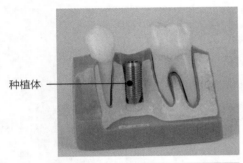
种植体

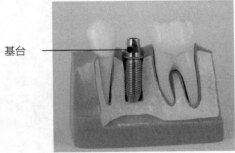
基台

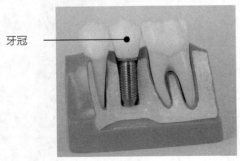
牙冠

图 10-1　种植牙的结构

种植牙是在缺牙的位置植入人工牙根，再修复牙冠。具体过程为：①在缺牙处的牙槽骨内植入人工牙根，人工牙根会和牙槽骨牢固结合，以承担未来咬合的力量；②人工牙根和牙槽骨长好后，选择合适的连接部件制作个性化的牙冠；③把连接部件、人工牙冠安装到患者口中的人工牙根上。这样，原本缺牙的位置就被种植牙替代了。

种植牙由人工牙根、牙冠和连接部件（基台、螺丝）共同组成，复杂的牙冠内还有支架结构（图 10-1）。

人工牙根就是种植体，其外形和单个的牙根相似，材料以钛合金或纯钛为主，也有钛合金混合陶瓷的种植体。市面上有各种品牌和不同设计特点的种植体，需要结合缺牙的位置、患者的条件选择。

牙冠是种植牙在口腔内患者自己能看得到、碰得到的部分，弥补了缺失牙的空隙，发挥了牙齿的功能。牙冠由瓷、金属、树脂等材料制成。牙冠材料的选择依然是视患者缺牙的具体情况而决定。

连接部件中的基台一端与种植体连接，另一端与修复体连接。基台通过螺丝固定在种植体上。基台由钛、瓷、金合金等材料制成，有成品的，也有个性化制作的。基台的选择也是需要根据缺牙的位置、患者的条件等具体考量。

二、我适合做种植牙吗？

缺了 1 颗或几颗牙，适合做种植牙吗？

对于单颗牙缺失的情况，种植牙是理想的修复方式之一。

对于多颗牙缺失的情况，根据患者的身体状况、口腔条件等有不同的修复方案。缺牙数量多不是种植牙的禁忌证，根据缺牙数量不同会有不同的种植牙方案，有时候不是缺几颗牙就要种植几颗牙。

所有的牙都不行了，适合做种植牙吗？

上颌或下颌所有牙都无法保留的患者，或是已经没有牙齿的患者，种植牙是恢复咀嚼功能最理想的修复方式之一。人工牙根上的牙可以是固定的或是活动的。

固定牙要求单颌种 4～6 颗人工牙根，将所有缺牙位置的牙冠做成一个整体，用 4～6 颗种植体共同支持，材料可以选择树脂、金属或瓷；也可以种 8 颗人工牙根，分段恢复，材料是瓷或金属。固定牙基本是原本天然牙的位置，不会覆盖口腔其他黏膜，异物感小。

活动牙通常要求单颌种 2～6 颗人工牙根，将所有缺牙位置的牙冠做成一个整体，材料为树脂。另外，还有基托要覆盖到口腔其他黏膜上，与传统假牙类似。人工牙根数量越多，基托面积越小，覆盖的黏膜范围越小，异物感也越小。虽然也是可以摘戴的活动义齿，但种植活动牙的咀嚼功能、配戴舒适感要优于传统意义的全口义齿。同样，人工牙根数量越多，种植活动牙的咀嚼功能和舒适度也越好。

当口腔中所有的牙都缺失时，吃饭就成了一个大问题，通过种植牙恢复上颌或下颌所有牙时，要等多久呢？传统修复方式需要在种植人工牙根后 3 ~ 6 个月才能开始做人工牙根上的牙冠。如果患者口腔内各方面条件良好，有一定机会能在种植牙手术后立即开始做人工牙根上的牙冠，在术后即刻到 1 周内患者又可以重新有牙，这种方式要求至少种 4 颗人工牙根。当然，这种方式对于医生也有较高的技术要求。

为了进一步减少缺牙时间，对于口内牙齿不能保留、尚未拔除的患者，如果口腔条件允许，也可以在拔牙的同时即刻种植牙，避免常规种植牙过程中拔牙后 3 个月的等待期，这对于上颌或下颌所有牙都无法保留的患者意义重大。能否拔牙的同时种植牙，需要医生判断口腔内的各种情况，比如有无炎症、骨的条件等。

🦷 缺牙很久了，适合做种植牙吗？

单纯缺牙时间久不是种植牙的禁忌证。缺牙时间在几年以上的患者，缺牙区附近的牙齿可能会发生变化，比如牙倾斜、伸长，缺牙位置的牙槽骨也会吸收，这时种植牙可能需要额外处理。如果能处理好缺牙时间久带来的问题，也是可以做种植牙的。具体的处理办法还要找医生咨询，视具体情况而制订治疗计划。

🦷 拍片显示骨量不足，还有机会做种植牙吗？

种植牙就像种树一样，有土把树根包住树才能成活。种植牙植入牙槽骨内，如果缺牙部位骨量不足，不够容纳人工牙根，就需要进行骨增量的植骨手术。骨增量手术有各种术式，有成品的植骨材料可供使用，有时也需要取一些患者自身的骨补在缺损的区域。

需要在此提及的是，上颌后牙的种植常会涉及一个结构叫上颌窦，是鼻的结构，上颌体的一个空腔。上颌后牙区的植骨手术经常与这个结构有关。

做种植牙能使用数字化技术吗？

数字化技术广泛应用于种植牙过程中，从手术前的准备，到取模型、牙冠的制作，都能应用数字化技术。数字化技术能够辅助医生精确操作，还可以替代传统治疗中的某些步骤。如果您有此需要，可以与您的医生沟通。

种植人工牙根的过程是一个较小的手术，对于全身情况有一定的要求，与拔牙类似，详见第八章。骨质疏松症、使用双膦酸盐类药物治疗的患者，由于骨的代谢受到影响，一定要告知医生用药情况。

不能做种植牙不等于不能恢复缺失的牙，活动义齿或者固定义齿比种植牙有更广泛的适应证，详见第九章。

三、怎样才能拥有种植牙？

先拔牙才能种牙吗？

传统的种植牙手术要求在拔牙后 3 个月才能进行，有时也会选择在拔牙后 1 个多月的时机开始种牙。但是对于某些特殊情况，比如前牙需要拔除或口内所有的牙都不能保留，如果条件允许，如牙的条件、骨的条件、全身状况等，可以在拔牙的同时植入人工牙根，也就是开始种植牙的治疗。这样可以减少患者的缺牙时间，有时甚至拔牙后立即就能植入人工牙根、做好人工牙冠，不需要等待，拔牙后立刻就会有人工牙。

所以，如果有天然牙不能保留，可以先咨询医生什么时机可以开始做种植牙。

🦷 种植牙手术完成后就会有牙吗?

种植牙手术结束通常只是植入了人工牙根,安装完牙冠对于患者来说才是真的有人工牙。一般装牙冠的时间是在手术后 3 个月,如果植入牙根的同时还有植骨的手术,装牙冠的时间可能延长到手术后 6 个月甚至更长。

但在有些情况下,种完牙就可以马上开始进行人工牙冠的制作,在种植牙手术当天或 1 周内就可以有人工牙了。

每位患者的缺牙情况、骨条件不同,到底什么时候能有牙还要咨询医生。

🦷 就诊当天就能种牙吗?

种植牙不是复杂的大手术,但是为了确保较高的成功率,在做种植牙之前需要进行比较全面的检查。所谓磨刀不误砍柴工,千万不要嫌这些检查麻烦,相反,这些检查都是为了把牙种好。

1. **口腔检查** 口腔检查包括口内检查和口外检查。口内检查主要看缺牙区牙槽骨和黏膜的情况、周围牙的情况、口腔卫生、是否磨牙、是否吸烟等。牙槽骨的条件决定了患者能否做种植牙、做种植牙的难易程度和种植牙修复后的效果。如果要做种植牙,患者一定要少吸烟,最好不吸烟,重度吸烟者不适合做种植牙,因为吸烟会降低种植牙的成功率。另外,夜磨牙也是一个危险因素,做种植牙前需要了解。

在口内检查后,为了确保种植牙的成功,如果有其他口腔问题,医生可能会要求您先进行相应的治疗。如果有牙周问题,需要先到牙周科治疗;如果种植牙邻近的牙有龋病、牙髓炎症,需要先到牙体牙髓科治疗;如果牙齿排列不理想,需要先到正畸科治疗。这是很常见的情况。

口外检查主要检查开口情况,在种植位置靠后的牙时,需要一定的开口度种植器械才能放进口腔内。

此外,前牙区的种植又称为美学区域的种植,需要更多的口腔检查和评估内容。

2. **影像学检查** 影像学检查主要是检查种植牙区牙槽骨的量、高度及宽度，也要检查周围比较重要的结构，如上颌窦、下牙槽神经管的位置，是否还有其他疾病等。通过这些检查，就会知道能不能种、怎么种、种几颗、如何选择人工牙根等问题。

3. **全身一般检查** 全身一般检查包括血常规、凝血时间、肝功能、血压、脉搏、心电图等。高血压患者术前血压最好能控制在 140/90mmHg 以下，否则建议镇静或监护下手术。血压超过 180/110mmHg 者，建议推迟手术，控制血压后再进行种植治疗。糖尿病患者需积极控制血糖，注意预防感染，空腹血糖超过 7mmol/L，或者餐后 2 小时血糖超过 11.1mmol/L，则不建议进行种植牙手术。近期有心绞痛、心肌梗死、心功能 I 级以上者应暂缓种牙。妇女应尽量避开月经期及妊娠期。恶性肿瘤患者尤其是头颈部放射治疗后，根据具体的情况，3 ~ 5 年甚至更长观察期内不宜种牙。对于注射或服用双膦酸盐药物的患者，种植牙可能会存在骨坏死的可能性，可能不是安全的修复方式。

种牙痛苦吗？

有的患者，听到种植牙、手术就害怕，感觉这是一件很痛苦的事。其实做种植牙没那么痛苦，大部分患者疼痛、肿胀的反应较轻。如果缺牙区骨量不足，需要进行比较大的植骨手术时，术后疼痛、肿胀等反应会比简单种植手术明显。所以，缺牙后尽早治疗，尽可能避免植骨手术，会大大降低术后的反应。但是，每个患者自身条件不同，敏感度不同，术后疼痛肿胀的反应也有很大差别。即使是同一个患者，不同位置也会有不同的反应。

种植牙手术后应严格遵守术后注意事项，遵医嘱服药，能有效减少术后感染，也能很大程度减轻不适感，促进术后恢复。具体如下：

1. 手术当天进食温凉食物，术后 1 ~ 2 周吃流食或半流食，不吃烫的及刺激性的食物，忌烟酒。不用手术侧牙齿咀嚼。

2. 手术当天不要刷牙。术后第 2 天可以刷牙，注意保护伤口。

3. 进食后用清水漱口，再用氯己定漱口水漱口，3 ~ 4 次 / 天，使用 2 周。

4. 术后 1 周开始用软毛牙刷保持基台清洁。

5. 术后 3 ~ 7 天手术区可能会出现局部肿胀，48 小时内可用冰块冷敷，48 小时后改用热敷。

6. 行上颌窦底提升术的患者，术后睡觉时注意避免手术侧受压，注意保暖，避免感冒。在术后 1 个月内不能擤鼻涕，不能参加游泳等活动。术后短期内可能有鼻塞症状。

7. 术后 24 小时之内术区会有少量出血，会自行停止，术区局部会有血凝块。若出血不止，可用纱布及时局部压迫止血，并及时到急诊科就诊（非工作时间时）。

8. 根据医生要求术后 1 周内复查，观察伤口愈合情况。以后的复查时间遵医嘱。术后当天或 1 周、3 个月、半年复诊时拍 X 线片。

9. 原义齿需在医生指导下使用，通常 2 周后根据情况可将原义齿调磨缓冲后方可戴用。缝线如果是可吸收线，2 周可自行吸收。如缝线是不可吸收线，一般 1 ~ 2 周拆线。

10. 如果种植术区出现红肿、疼痛等症状应及时到医院诊治。

11. 种植手术后常用药物如下。

（1）抗生素：用于预防术后细菌感染。通常为口服类抗生素，包括头孢类、罗红霉素、替硝唑等。

（2）止痛药：用于缓解术后疼痛，例如布洛芬、洛索洛芬钠等，对解热镇痛、抗炎等药物过敏者及肝肾功能不良者勿用。

（3）漱口水：用于口腔感染治疗或预防术后感染，例如西吡氯铵含漱液等。

（4）黏液促排剂：用于上颌窦底提升术后促进上颌窦内积液排出，例如欧龙马滴剂、桉柠蒎肠溶胶囊软胶囊、标准桃金娘油肠溶胶囊等。

有必要选择种植体品牌吗？

目前市面上的种植体品牌繁多，很多品牌又有多种设计的种植体品类，质量、价格参差不齐。按照价格分类，可把种植体系统分为高档、中档、亲民档，患者可以根据预算选择相应档次，再由医生根据患者自身的条件、缺牙部位的情况和各个种植体的设计特点选择合适的种植体。

四、种植牙好用吗？

种植牙跟天然牙一样吗？

种植牙的人工牙根即种植体与牙槽骨牢固结合，在咀嚼功能上更接近于天然牙，使用舒适程度、咀嚼效率远远高于活动义齿。种植牙和天然牙一样，也需要清洁维护，如果清洁不好，天然牙周围会发炎、牙会松动甚至脱落，种植牙也是一样。种植牙和天然牙的结构不同，没有天然牙的感知能力，用种植牙咬硬物也没有像天然牙一样的疼痛保护作用，因此常会听到"种植牙咬铁咬钢也不知道疼"的说法，但是它仍然会像天然牙一样咬硬物劈裂、折断。

种植牙有没有不适感？

种植牙出现食物嵌塞是比较常见的，也就是常说的塞牙。这与牙齿缺失后，牙槽骨吸收、牙龈退缩、牙冠形态和咬合情况都有关系。在保证牙冠形态、咬合适合的前提下，种植牙修复后仍然会存在食物嵌塞现象。这与天然牙的食物嵌塞相似，需要用牙线或者牙间隙刷清理，保证种植牙周围组织的清洁。

有的患者，尤其是缺牙时间较长的患者，种植牙修复后短期内会出现咬腮、咬舌的情况，这与缺牙后软组织的形态变化有关，一般适应一段时间后咬腮的问题会有所好转。

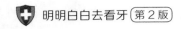

五、种植牙怎么维护？

🦷 种植牙是一劳永逸的吗？

种植牙的使用和汽车一样，需要日常维护和定期专业保养。如果只使用不保养，再好的车子也会早早报废。

种植牙长期使用发生的问题可根据原因分为两类：一类是因为咬合力太大，种植牙没有感觉，过大的咬合力咬坏了种植体配件，甚至咬断了种植体；另一类是口腔清洁工作没做好，种植牙周围的牙龈发炎，严重者种植体可能脱落。

种植牙的日常维护需要注意的问题有：不能咬硬物，例如坚果壳、螃蟹壳，也要避免撕扯力量；保持口腔卫生，包括正确刷牙、使用牙线，种植牙周围使用牙间隙刷、冲牙器等工具。良好的口腔卫生是保证种植体长期稳定、无感染的关键。

种植牙的专业保养则要遵医嘱执行，每年洗牙的时候可预约种植牙复查，如果需要更频繁的复查，遵照医生的嘱咐即可。一旦发现黏膜红肿、溢脓，或种植牙松动、脱落、损坏等情况时，一定要尽快去看医生。复查是早发现、早解决问题的好办法，能让种植牙更长久地使用。

🦷 种牙一定要戒烟吗？

科学研究表明，吸烟是种植牙失败的危险因素。也就是说，吸烟患者的种植牙比不吸烟患者的种植牙更有可能失败。因此，准备种牙的患者和已经种牙的患者，建议您戒烟，如果戒不掉，一定要尽最大努力少吸烟。

六、种植牙能用多长时间？

每位想种牙的患者都很关心种植牙的寿命，付出了金钱、时间，种植牙能用多久呢？1965年，第一名患者接受了种植牙，一直使用到其去世，种植体使用时间接近50年。第二位患者1967年接受了全口种植牙，至今已经超过50年。北京大学口腔医院的研究显示种植体10年存留率为96.7%。

种植牙的使用时间和医生的技术、材料的选择、患者的维护都有非常密切的关系，三者缺一不可。种牙需要专业的种植外科与种植修复技术，选择一位专业的口腔种植医生，是保证种植牙长期稳定的先决条件。已经接受了种植牙的患者，一定要做好维护，随着使用时间的延长，患者的维护对种植牙的累积影响更大。

总之，种植牙的长久存活与使用，需要医生和患者的共同努力。

（沈惠丹　王妙贞　马斐斐　程亚丽）

第十一章

美牙

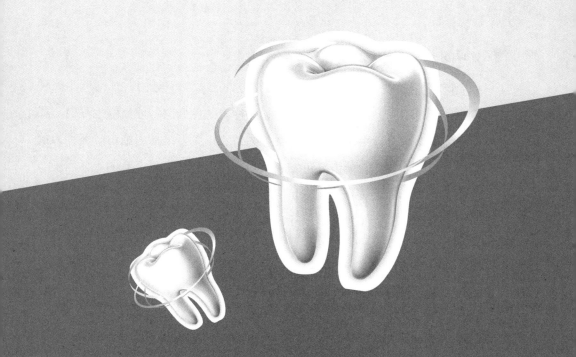

一、您的牙齿够漂亮吗?

给牙齿做个测评吧

现在请您面对镜子观察自己的牙齿,问自己下面几个问题。

1. 我的牙齿够白吗?

2. 我的牙齿整齐吗?

3. 我的牙齿大小适合我吗?

4. 我笑的时候喜欢露出牙齿吗?

5. 我的牙齿能为自己的美丽加分吗?

6. 我对自己的牙齿满意吗?

如果对于以上问题您的回答都是肯定的,那么恭喜您拥有一口健康美丽的牙齿。

影响牙齿美观的几个要素

1. **颜色** 牙齿颜色的美观可以从两个方面来看,一是白,二是透。人种不同,牙齿颜色不同,这是基因决定的。白种人肤色偏白,牙齿颜色偏白。黑种人的牙齿亦偏白,且由于皮肤深背景色的对比,更显得牙齿洁白。黄种人的牙色则较黄较暗。有的人牙齿颜色发灰发暗,称为四环素牙。有的人牙齿上布满了黄白斑点,称为氟斑牙。无论是四环素牙还是氟斑牙都属于颜色异常,应该进行美学修复。需要注意的是,牙齿不是越白越好。如果您经常出现在镁光灯下,"好莱坞白"或许比较适合。如果您追求自然状态下的洁白,就不建议以"好莱坞白"为参考了。最后,要结合自己的喜好、需求,选择自己最心仪、最适合的颜色。

牙齿最表面的一层是牙釉质,也就是被大家熟知的珐琅质,是牙齿最坚硬的部分,并且具有一定的透明度。牙釉质矿化程度越高,牙齿越坚硬,透明度越好。当牙釉质矿化不足时,牙齿表面会出现白垩斑。当牙釉质发育不全时,牙齿表面会呈现乳光色并出现凹坑状的缺损，影响美观。

所以，美丽的牙齿应该是白、透、光滑的。

2. **形状**　一般来说，中切牙的形状与面形相关，面形倒转过来会与自己上颌中切牙的形状接近，一般有方圆形、卵圆形和尖圆形。另外，年纪较大的人由于常年牙齿磨耗，前牙的切端平齐、转角锐利，而年轻人的牙齿切端转角处会比较圆钝。

牙齿形状并没有完全统一的美观标准，最重要的是协调。形状与面形协调，不同牙齿之间的形状大小也应该协调，过大、过小都不好看。

3. **排列**　美观的牙齿排列是左右对称，紧密相连呈弧形，上下颌牙的中线对齐，没有"里出外进"的情况。微笑的时候，切牙大约能够露出 1～5mm。上颌前牙尤其是尖牙（即平时大家叫的"虎牙"），能够撑起我们的面部组织，使人看起来更年轻。整齐排列的牙齿本身具有和谐的美感。一个人如果牙齿参差不齐，多数时候会尽量避免露出自己的牙齿，这时候"笑不露齿"就是无奈之举了。

4. **牙龈**　健康的牙龈是口腔健康、美观的重要组成部分。健康的牙龈是粉红色的，有韧性、弹性且紧密贴合在牙面上。不健康的牙龈会使口腔美观状态大打折扣。如果牙龈出现红肿、刷牙出血、吃东西流血等情况，就是去看牙周医生的明显信号。

二、我的牙齿还能够再白一些吗？

🦷 牙齿不一定越白越好看

在现今很多媒体的影响之下，大众心目中漂亮的牙齿颜色就是一个字——白。很多患者到医院就诊都会要求制作白牙，有些甚至要求最好白得像瓷砖一样。然而，牙齿并非越白越好看。我们平时生活、工作中与他人的社交距离维持在 1.2 米左右，牙齿多半是处于自然光下，此时过白的牙齿在黄皮肤的衬托

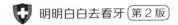

下会显得尤为突兀。

健康的白是目前流行的美

健康理念在当今越来越普及，人们不仅要吃得健康、住得健康、穿得健康，也要具有健康的外在形象。现在很多人经常以白为美，但是如果牙齿白得像白纸一样，就不一定那么好看了。所以，在追求牙齿更白的同时，不妨同您的口腔医生商量一下，牙齿何种程度的白能让您看上去更健康。

生活中的哪些东西会让牙齿变色？

很多人会有这样一个感觉：我的牙齿以前挺白的，怎么越来越黄、越来越暗呢。这确实跟我们日常生活中的饮食有关。相信大家更关心这个问题：什么东西会使我的牙齿变黄、变暗？其实，日常生活中接触的很多东西都可能让牙齿染色，比如红酒、咖啡、烟草、浓茶、中药、酱油、深色的蔬菜等。

像染头发一样的美白治疗

牙齿美白这个词相信大家都不陌生，打开电视和网页，美白牙膏、牙齿美白家庭套装的广告铺天盖地，很多牙膏厂家更是把牙齿亮白做成了宣传的重大卖点。美白治疗与染头发有相似的道理。染发是给头发直接上色，或者先漂白再上色。牙齿美白治疗则是通过美白药物脱去染在牙齿上的颜色。牙齿美白治疗最大的优点就是不损伤牙体组织，但其效果不是一劳永逸的，因为您还会进食很多有颜色的东西。如果想保持牙齿的美白效果，要像经常染发一样定期美白治疗，必要时还需配合一些可以在家里使用的牙齿美白套装。一般牙齿美白治疗的效果可以维持 1～3 年，当然，如果您日常刷牙、护理做得比较好，美白效果维持的时间也会适当延长。

需要提醒大家的是，牙齿美白治疗不能够改变牙齿的形状和排列，只能暂时解决牙齿颜色方面的问题，而且其改变颜色的能力有限，重度四环素牙或者重度氟斑牙很难通过单纯的美白治疗获得满意的美学效果。我们可以把牙齿美白治疗看成一种锦上添花的治疗形式。如果您的牙齿长得整齐，形状协调，仅仅希望改善轻度颜色异常，希望牙齿能再白一点，那么，牙齿美白治疗是您的最佳选择。

🦷 美学修复——进一步解决您的牙齿问题

如果有轻度牙齿不齐、牙缝偏大、颜色又深，甚至有的牙还缺了一块，相信这个时候大家都知道不能单纯通过美白手段来解决。怎么办？想彻底改变这些缺陷，还以完美笑容，最终还是要通过美学修复的手段来实现。现代口腔医学技术的高速发展使得美学修复可以为患者更快更好地解决更多的口腔问题。具体是通过什么手段呢？简单来讲，主要是全冠（牙套）和贴面两种方式。

三、做全冠还是贴面？

🦷 好口腔医生一般不会轻易让您做全冠

近几年，媒体宣传中一个词汇非常流行——美容牙冠。它带给大众一个错觉，似乎所有的牙齿美学问题只需要把原来的牙齿磨小，套上制作的牙冠（也就是俗称的牙套），所有的问题都迎刃而解了。真的是这样吗？当然不是。所谓的美容牙冠以及衍生出来的仿生冠、纳米冠等，都不是正规的医疗专业术语，都是一些机构出于宣传和市场需要而创造出来的营销概念。一些机构把美容牙冠塑造成了无所不能的治疗手段，从牙齿颜色、形状的改善以及牙齿排列不齐的矫正，似乎美容牙冠可以在短短7天时间内达到特别神奇的效果。实际上美容牙冠就是正规口腔医疗机构的全冠修复体，并不像很多以营利为目的的机构宣传的那样全能。在口腔修复领域，全冠和贴面都有其严格的适用范围，不能简单"一刀切"。二者究竟有何不同，医生是根据什么选择的呢？下面我们通过一个简单的表格来比较一下（表11-1）。

表 11-1　贴面和全冠的比较

类型	颜色改变能力	牙齿排列矫正能力	形状改变能力	磨牙量
贴面	一般	较小	一般	较少
全冠	较大	一般	较大	较多

所以，面对需要美学修复的患者，好口腔医生不会轻易建议您做全冠，而是根据您牙齿的实际情况来为您推荐合适的治疗手段。如果是贴面能够解决的问题，又何须多磨牙去做全冠呢？相反，如果问题比较复杂，需要做牙冠来改变牙齿排列、遮盖颜色，医生也不会给您勉强做贴面的。

举一个简单的例子，一个患者上颌切牙外伤折断做了根管治疗，同时切牙两边的牙也不美观但牙齿相对完整，那么医生多半会建议把折断的切牙做全冠修复（图 11-1）。对于其两边的牙齿，贴面修复就足以解决问题了。如果选择了不当的机构进行治疗，很多不需要甚至不适合做全冠的情况都被做了美容牙冠，一方面患者的健康和金钱都受到了不必要的损失；另一方面，由于这些美容牙冠在很多情况下是违背了基本医疗原则的，其长期效果往往并不理想，存在很多后患。

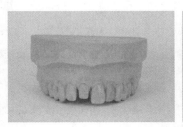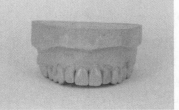

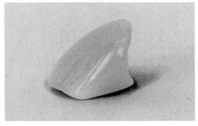

图 11-1　全瓷冠

🦷 像装修贴瓷砖一样的贴面修复

很多人可能都不理解贴面是怎么一回事，它是如何固定在我们的牙齿上来改善美观的呢？举个最通俗的例子，贴面修复跟平时家里装修贴瓷砖很像。贴瓷砖时首先要将毛坯墙面进行凿毛处理，而贴面修复之前一般会磨掉薄薄一层牙齿。接下来，清理干净灰尘、碎渣，在墙面铺上水泥浆。同样地，要在牙齿表面涂粘接剂，同时在瓷砖/贴面内表面抹上粘接剂，将瓷砖/贴面固定在墙面上/牙面上，压实、对位。最后，清除多余的水泥/粘接剂，就大功告成啦。

🦷 贴面牢固吗？

很多人会问医生，贴面牢固吗？会不会很容易掉？能用几年？还是拿瓷砖做比喻，薄薄的瓷砖在粘到墙上之前是很脆弱的，需要小心搬运，但如果瓷砖（贴面）依靠水泥（牙科粘接剂）牢牢地粘到了墙上（牙齿上），那么瓷砖（贴面）就和墙壁（牙体组织）形成了一个整体，它的抗断裂能力就会大大增强，即使我们用力地用拳头捶，也不会有破碎的问题。据专业文献报道，贴面修复的成功率不比全冠低。但是任何事情都不是绝对的，医生也很难保证贴面百分之百的成功率。那么临床上贴面修复的成功率究竟是多少呢？下面一组数字将有助于大家对这个问题的理解：有学者研究过，191例瓷贴面10年以上的完好率可达91%。这说明瓷贴面是可以满足临床长期使用需要的。通常情况下，瓷贴面的使用寿命是8~10年。

🦷 不管做了哪种修复体，吃东西都要注意

不管是贴面还是全冠，都是义齿，也就是俗称的假牙。它和我们的天然牙是有差别的。贴面也好，全冠也罢，都需要正确使用，细心维护。所以，过硬、过韧的食物，像榛子、松子这类的坚果，螃蟹、小龙虾这类的海鲜和不好咬断的肉类和蔬菜，以及很硬或很黏的糖果、零食等，建议不要勉强用全冠或者贴面去硬咬或撕扯，这很可能减少其使用寿命。这时候，可以将食物分成小

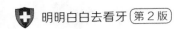

块，砸一下，敲一下，切一下，既享受了美食又保护了牙齿。

四、能不磨牙就把牙做好看吗？

薄贴法：微创贴面或无创贴面

在传统的贴面修复中，第一个步骤就是将牙齿磨除一薄层。很多人非常心疼，觉得身体发肤，受之父母，不敢毁伤，但在当时也没有更好的办法。近年来，随着材料技术的更新，聪明的学者和医生研究出了解决之道：微创贴面或无创贴面。这种贴面只需要磨除非常少量的牙齿或者根本不磨牙齿就可以在口内粘上贴面，受到了患者的青睐。

拨开商业宣传的迷雾看"超薄贴面"

在商业口腔诊所遍地开花的情况下，人们开始接触到越来越多的美学修复方面的商业宣传，超薄贴面通过一些广告创意、宣传修饰之后，显得很神秘，让人们如雾里看花般分辨不清其本质。更有甚者，一些不具有口腔医疗资质的机构推出"4D纳米浮雕""4D、7D、9D纳米贴面"等，这些都只是商业营销手段。其实，这些所谓的"超薄贴面"并不是什么神秘的治疗方式，也不是近年才发明的高超技术，更不是某些医生、某些部门专有的技术。这些就是口腔美学修复领域的微创贴面或无创贴面。微创贴面或无创贴面有严格的适应证，并不是所有的情况都适合这种美学修复。所以，在选择修复体之前，需要跟正规的口腔医生沟通好。只有严格把握适应证，才能为后续治疗的成功打下基础。

微创：美容修复的发展方向

微创式的美学修复不仅是口腔医学的发展方向，也是整个大医疗的未来。一方面，微创治疗更符合患者的心理需要，另一方面微创治疗也符合临床的爱伤观念和口腔医学的发展方向。在追求一口美丽健康牙齿的同时，最大限度地保留自身牙齿是患者和口腔医生共同的愿望，也是达到更加理想治疗效果的保证。

五、能当天就把牙变美吗？

美学修复需要设计，不要太心急

"时间少，工作忙，事情多，我能在一天之内就把美牙完成吗？"很多患者在咨询的时候都会问医生这样的问题。对于这种情况，医生基本都能理解，在当今社会极快的工作、生活节奏下，能在最短的时间内达到最好的治疗效果不仅是患者的愿望，也是医生的追求。但是，美牙治疗的前期设计是非常重要的，其重要性甚至高于后续的做牙过程。一个完美的设计方案需要医生综合多方面的专业知识并结合患者的个性化特点反复研究才能得出，这是美学修复的核心所在。所谓磨刀不误砍柴工，相信您一定明白其中的道理。

规范治疗，健康是基础

规范治疗都是建立在健康基础之上的。在进行美学修复之前，患者要做哪些准备呢？除了确保自己的血压、血糖、凝血功能、心脏功能等全身系统性健康指标合格，口腔健康也非常重要。口腔健康主要包括没有黏膜疾病、牙周病、颞下颌关节紊乱病，要做美学修复的牙齿没有明显的牙体问题（主要是没有龋齿），这些都是需要在进行美学修复之前解决的。否则，任何被忽视的细节都可能成为将来美学修复的隐患。所以，如果医生建议您在美学修复前进行补牙、洗牙等治疗，千万别嫌麻烦，这是在为您后续的治疗打基础。

美学修复当天完成是可能的

通过现今的椅旁数字化 CAD/CAM 技术，在做好了所有准备的前提下，可以在一天之内完成从磨牙到戴牙的全过程。随着科技和材料的发展，现今CAD/CAM 技术已经非常成熟，很多美学修复都可以通过其实现，这是科技带给全人类的福利。当然，椅旁 CAD/CAM 技术也有其适应证，而且治疗前的设计非常重要，完善的术前设计是良好修复效果的重要保障。无论前后牙，都需要医生具有很高的水平和经验，才能够更快达到理想的修复效果。

六、美学修复后需要注意什么？

维护好口腔卫生对美学修复非常重要

做了美学修复的患者是不是戴完牙就可以什么都不管了呢？当然不是。即便是口内没有修复体，维持好口腔卫生也是非常重要的，何况还做了假牙呢？有些做了全瓷贴面或者全瓷冠的患者在 5~10 年的时候发现修复体边缘露出来了，不美观了，这是为什么呢？造成这种问题的"罪魁祸首"就是口腔卫生不好造成的牙龈退缩。那么如何控制牙周炎呢？第一，每天保持口腔卫生，养成早晚刷牙、使用牙线的口腔卫生习惯；第二，定期去看口腔医生，有问题早发现早治疗，这样不仅省时、省钱，治疗效果也好。

大闸蟹是美牙修复体的第一"克星"

终于把牙齿做好了，我现在要好好犒劳一下自己，来顿海鲜大餐。很多人做好了牙齿之后都会有类似的想法，如果您在医生面前说了这话，医生一定会告诉您万万不可。这里的大闸蟹可不是仅仅指餐桌上的大闸蟹，而是像大闸蟹这类坚硬的食物。美学修复基本是全瓷类材料，这类材料生物相容性好，硬度大，优点多多，但是最忌讳的就是咬大闸蟹这种坚硬的食物，否则极易造成材料崩裂，就像陶瓷刀一样就怕砍怕磕碰。

不要追求一劳永逸，定期检查维护，有问题及时处理

医生做出好的设计，完成高质量的口腔治疗仅仅是完成美学修复的一部分。最终的成功还是需要您定期到医院检查维护，如果有问题及时处理，千万不要有一劳永逸的想法，像定期车辆保养一样定期给您的牙做个检查吧！

（王　莹　张吉昊　刘　峰）

第十二章

儿童牙科

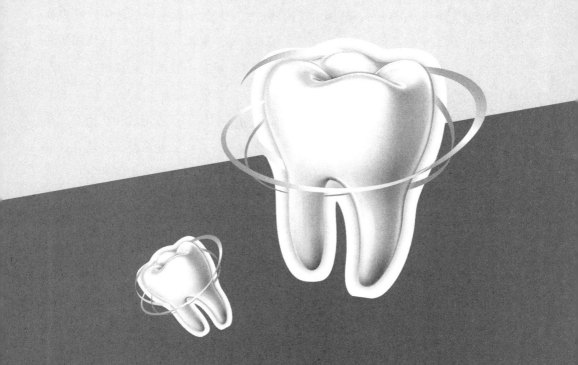

一、儿童应该从什么时候开始清洁口腔和刷牙？

清洁口腔要趁早

孩子的健康问题是家长关心的事情之一，孩童时期形成的健康习惯和健康状态会对人的一生产生深远的影响。具体到刷牙这种每天都要进行的事情，许多家长都很困惑。很多家长带孩子来看牙的时候都会问医生孩子是否需要刷牙，应该什么时候给孩子刷牙，每次吃完东西都刷牙是不是更好。对于这些问题，医生可以明确地告诉家长：刷牙应该尽早开始，还没长牙时就需要清洁口腔，牙齿萌出后就应该刷牙了，这些是保证孩子牙齿健康的基础。

在乳牙萌出前，婴儿易受到外界病菌侵袭，同时会将细菌带入口腔。因此，孩子出生后就应清洁口腔。为婴儿清洁口腔前，家长应先洗手，然后在手指上包绕干净柔软的纱布，蘸温水（沸腾过的）轻轻擦拭孩子的牙龈、黏膜和舌头等部位，每天至少一次。每次母乳喂养后母亲需清洁乳头。每次使用奶瓶后需高温消毒。孩子的饮食用具需和成人分开。家长不要用口唇接触孩子的食物，避免将成人口腔细菌带到孩子口腔内。

从孩子长出第一颗牙开始，家长就应该为其刷牙了。可用纱布、指套牙刷或儿童牙刷为婴幼儿刷牙，刷牙以机械清洁为主，直到牙面恢复正常的光泽和颜色。特别要注意清洁靠近牙龈缘的地方，这是清洁时最容易遗漏的部位，同时擦拭牙龈、颊黏膜和舌头，保持整个口腔的卫生。有更多牙齿萌出后，应尽早改用尼龙刷毛的牙刷，这种牙刷刷毛细而多，可以清洁以上方法清洁不到的凹陷、牙缝或靠近牙龈的部位。带柄的尼龙牙刷有不同大小，可以根据儿童口腔和牙列大小选择适宜大小的儿童牙刷。

多颗乳牙萌出后，就需要使用牙线来清洁牙齿邻面，每天至少使用一次。如果进食后有食物嵌塞，则每次进食后应该用牙线清洁，可以很好地预防邻面龋的发生。牙线可选带柄的儿童牙线棒，也可用成卷牙线。可鼓励孩子自己学会使用牙线。正确使用牙线不会损伤牙齿和牙龈，家长可以放心。

牙刷只是一个工具，刷牙效果更多取决于刷牙的力度、方向、时长，以及是否面面俱到。在给孩子刷牙的过程中，家长可以使用各种干净的适宜的工具，多让孩子体验参与其中的乐趣，多鼓励他们，和孩子一起努力保持口腔清洁。当然，对于有些孩子来讲，给他们刷牙确实很困难。在他们看来，刷牙很恐怖，就像洗脸、理发一样会让他们害怕。父母应该理解孩子的这种恐惧，让孩子参与到挑选牙刷、牙膏、牙线的活动中，慢慢引导孩子建立清洁牙齿的良好习惯，这种习惯能让孩子受益终身。

🦷 牙膏的选择

氟是人体健康必需的微量元素，摄入适量氟化物可减少牙釉质溶解，促进牙齿再矿化。牙膏中加入氟化物可以降低龋病发生。6月龄至3岁的孩子，从第一颗乳牙萌出后，家长就应使用 500 ~ 1 100mg/kg 的含氟牙膏（牙膏外包装上会标注氟浓度）为孩子刷牙，每天2次，每次使用量为米粒大小（15 ~ 20mg），刷牙后用纱布去除残留的牙膏和牙膏沫。3 ~ 6 岁的儿童使用含氟牙膏的用量以豌豆大小为宜，不可过多，以防儿童吞咽过多氟化物。6 岁以后可以继续使用含低浓度氟的儿童牙膏，但家长一定要保证孩子没有吞咽牙膏沫。到12岁时，儿童就可以和成人使用一样氟浓度的含氟牙膏了。很多家长会长期给孩子使用不含氟的，可吞咽的婴幼儿牙膏，其实这是不正确的做法。只要家长监督儿童刷牙时不过多吞咽含氟牙膏，规范使用含氟牙膏，几乎是没有副作用的。

🦷 让孩子自己刷牙还是家长代劳？

这个问题让很多家长感到非常为难。让孩子自己刷牙，怕他们刷不干净。帮孩子刷牙，又怕他们得不到锻炼。对于这个问题，家长可以这样理解：这是一个交接班的过程，先要帮助孩子建立正确刷牙的态度，然后指导他们学习如何有效刷牙，最后才能把这件事交给他们自己完成。不过别忘了家长自身的监督角色哦。

在孩子2~6岁期间，家长可以教孩子刷牙，但主要刷牙的人应该是家长。3岁以前孩子动作协调能力不足，无法独立刷净牙，这个阶段应该完全由家长替孩子刷牙。3岁以后可以让孩子开始尝试自己刷牙，培养孩子刷牙的兴趣，养成早晚都刷牙的习惯，可以先让孩子自己刷牙，家长再查遗补漏，从而彻底清洁口腔。家长给孩子刷牙可用圆弧刷牙法，即在牙面上画圆圈，把每个牙面都清洁到。刷上颌前牙时，可以把孩子口唇轻轻掀开，在直视下刷。刷上颌后牙外侧面时，可以让孩子上下颌牙齿咬合上再刷，这样比较容易操作。

刷牙的姿势：幼儿刷牙可采用卧位，两个家长协助进行，一个家长固定孩子手和脚，另一个家长在孩子头顶位置为孩子刷牙，注意要及时擦掉牙膏沫，同时用语言安抚和鼓励孩子。如果孩子配合得好，一定要夸奖、鼓励，让孩子感受到愉快的刷牙氛围。大一些的孩子可以采用面对面的姿势，让孩子给家长刷牙，家长同时给孩子刷牙，或者家长站在或坐在孩子侧后方，帮助孩子刷牙。用计时器或者沙漏计时，可以提高孩子刷牙的兴趣，并保证每次刷牙的时间在2分钟以上。用生动的语言给孩子讲与牙齿相关的故事，能使孩子安静下来配合刷牙。千万不要采用强迫甚至暴力的方式让孩子被动接受刷牙，那样会让孩子产生抗拒心理，甚至讨厌、拒绝刷牙。家长指导的宗旨是让孩子知道刷牙是必须做的事情，并且能让自己更健康、美丽，进而乐于刷牙。

🦷 选电动牙刷还是手动牙刷？

这个问题并没有定论，可根据孩子的喜好来决定。有的低龄儿童害怕电动牙刷的声音和震动，那就选择手动牙刷。大一些的儿童应该先掌握手动刷牙的方法和力度，学会后可以选择电动牙刷，毕竟电动牙刷的清洁效率会高一些，更省时间。但是电动牙刷不是机器人，不能完全依赖它，需要使用者把牙刷头贴合牙面并加压，才能清除黏腻的牙菌斑，并且要做到面面俱到。电动牙刷刷牙至少需要2分钟，这可不能打折扣哦。

二、乳牙有问题也需要及时看牙

孩子出生时就有牙需要看口腔医生

有些孩子一生下来口腔里就有牙齿，医学上称为诞生牙，需要找医生检查。诞生牙通常是由于乳牙过早萌出，牙根较短，且松动。孩子吸吮乳头或奶嘴时诞生牙会造成舌头破溃。诞生牙过于松动时可能会被婴儿误吞或误吸入气管，是比较危险的情形，所以如果发现诞生牙松动通常需要尽早拔除。还有一种情况家长会比较担心：少数婴儿在数月龄时牙龈上长出一个或数个白色硬结，有的家长会试图用各种办法把硬结抠下来。这种像牙齿硬度的小结称为上皮珠，是牙板上皮剩余所形成的角化物，一般不需处理就能自行脱落。反之，如果家长处理不当可能会引起感染。在此要提醒各位家长，如果不确定异常的组织是什么，千万不要贸然自行处理，应该寻求医生的帮助。

有口腔不良习惯最晚 3 岁前就医

幼儿有吐舌、吮指、咬唇、口呼吸或安抚奶嘴使用时间过长等不良口腔习惯时，最晚不超过 3 岁就应该就诊。多数口腔不良习惯的养成与幼儿的心理需求不能得到完全满足有关。发现孩子有口腔不良习惯后，家长应该尽早咨询医生、通过提醒或奖励等方法让孩子改掉。因为不良习惯持续的时间越长，对牙齿、口腔甚至颌骨产生的不良影响就越大，甚至影响孩子的面容、发音和咀嚼等功能。相反，如果不良习惯能够及早纠正，不良的牙齿改变会自然恢复正常，基本不需要其他的治疗。如果不良习惯在提醒和奖励治疗后仍然持续存在，可能需要矫治器治疗了。

养成定期检查牙齿的习惯

幼儿的牙齿结构和身体感知与成人有很大的差异，这就导致幼儿龋齿有一些特殊的地方。

1. **幼儿容易患龋** 因为幼儿通常不能很好地配合刷牙，进食甜食的频率高（包括哺乳和喝奶粉），睡眠时间长缺少唾液冲刷，乳牙牙齿结构没有恒牙坚硬，这些因素导致乳牙很容易患龋，需要定期检查。

2. **早期龋齿没有症状** 儿童的神经系统发育还不成熟，牙齿龋坏或牙髓发炎时通常没有症状，不易为家长发现。所以，更应该定期检查牙齿，这样才能做到早发现、早诊断、早治疗。

3. **定期检查牙齿** 定期检查牙齿可以在龋病早期就治疗，避免发展到危害更大的牙髓炎和根尖周炎阶段。并且，早治疗的小充填体寿命比晚治疗的大充填体效果好、寿命长。临床研究发现，每半年就定期检查牙齿的儿童，比从不定期口腔检查的儿童患龋少。对于特别容易患龋的儿童，建议每3个月就检查一次牙齿并进行涂氟治疗。

有龋齿越早就诊，治疗越容易

儿童患龋是比较常见的现象，如果发现孩子患龋了，原则是尽早治疗。千万不要抱着"反正将来要换掉，治不治无所谓"的态度，虽然现在大部分家长比较重视孩子的牙齿，但确实有一些父母或者祖辈抱有这样的态度。早期龋齿没有症状，简单充填治疗（俗称"补牙"）就可以，充填时通常也不会疼。龋洞不经过治疗会变深变大，慢慢会发展到牙髓，导致牙髓发炎或根尖周组织发炎，有时会出现疼痛和肿胀，那时就需要进行牙髓治疗，俗称"杀神经"。牙髓治疗经常需要在局部麻醉下进行，增加了儿童不配合治疗的可能性。如果牙冠全部龋坏变软，形成残冠、残根或者病变影响牙根下方的恒牙胚，乳牙就无法保留需要被拔掉。为了避免牙齿受到更多损失和对孩子的不良影响，应该定期进行口腔检查，有问题尽早处理。

有一些孩子牙面上会出现一些小黑点，家长会很困惑是否是龋齿。这需要口腔医生进行专业检查后再明确。有一些是外源性的色素沉积在牙面，虽然不是龋洞，但却反映了刷牙的力度不足，也会影响牙齿美观，这时应该改变刷牙习惯和增加刷牙力度，另外注意进食后要漱口。这些色素可以通过抛光去除。

还有一些黑点是龋洞内的破坏和腐质，则需要进行补牙治疗了。

三、小孩哭闹还能治牙吗?

🦷 看牙时孩子哭闹有多种原因

1. **"不听话"的孩子** 他们不喜欢看牙是因为不愿听从成人的指令。

2. **受过惊吓的孩子** 他们可能有过不愉快的看牙经历，无法克服这种恐惧，或者继往有伴疼痛的就医经历，又或者同龄孩子或父母给他们灌输了一些令其恐惧的想法。

3. **害羞和内向的孩子** 他们相对比较胆小，不配合主要是因为害怕。

4. **有情感缺陷的特殊儿童** 由于他们的心理问题以及情感障碍，这些孩子不能忍受牙齿治疗程序。

根据孩子不配合的原因，医生和家长要有不同的处理方式，双方要"协同作战"，采用适合孩子特点的方式进行安抚和引导，才能让孩子受益。低龄孩子看牙，家长不得不面对在治牙过程中孩子哭闹这一令人苦恼的问题。哭闹的孩子看牙过程中家长是否陪同，儿童口腔医生会有判断，一部分来自经验；一部分来自对孩子的观察。家长需要配合医生的安排，才能使治疗顺利完成。医生也会根据孩子的表现对家长是否陪同进行调整。这个过程需要家长和医生的共同努力。

🦷 哭闹不是不治疗的理由

一方面孩子年龄比较小难以配合或者家长心疼孩子怕孩子受罪；另一方面龋齿进展很快，甚至家长都能看到龋齿在快速发展，很想解决这一问题，这个困扰许多家长都有。同样，医生也需要面对这个困扰。通常医生会根据孩子的年龄、牙龄、龋坏程度、儿童的龋易感性等多个因素综合评价，并决定治疗方案。研究显示，79.3% 的龋齿集中在 1/3 的儿童，这部分儿童的龋齿非常多，

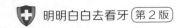

如果不治疗必然会影响孩子的口腔功能甚至全身健康。所以，不要因为孩子的一两次哭闹就彻底放弃口腔治疗。

选择适合孩子的治疗方式

哭闹孩子的牙齿治疗是个难题，然而不管采用什么办法，目的都是确保治疗顺利进行。如果孩子不配合是由于其对口腔治疗强烈的害怕，那么家长和医生应尽可能避免增加孩子的焦虑。这可能意味着推迟口腔治疗，或者是使用药物，甚至在全麻下进行口腔治疗。

四、儿童全麻治牙是安全的，不影响智力发育

全麻不影响智力

全麻是否会对孩子的智力造成影响是所有家长都关心的一个问题。目前的研究表明，全麻下进行牙齿治疗不会对患儿的身心发育和智力造成不利影响。需要说明的是，口腔治疗的吸入全麻是与手术全身麻醉是有区别的。口腔科全麻只需要镇静，对镇痛要求较低，且一般不需要肌肉松弛。这种术式起效快、复苏快，在门诊就能进行治疗，不需要住院。目前口腔全麻方式是患儿吸入笑气＋七氟醚（或只用醚类）的混合气体之后，几秒钟就能进入睡眠状态，同时静脉给予麻醉药维持，并有气管插管保证呼吸道通畅，结束治疗前15分钟停止吸入麻药，患儿就能在结束治疗之后苏醒过来。这种全麻以吸入式为主，麻醉药剂量少、副作用极小，患儿睡着和苏醒的速度快，无疼痛感。在实施全麻过程中，口腔医生、护士、麻醉医生等组成一个团队，保证每个环节都安全、顺畅。

全麻前需要全身检查

如果孩子需要在全麻下治牙，为保证安全，治疗前家长一定要如实告知医生孩子有无慢性疾病或继往全身性疾病史，如高热惊厥、哮喘、癫痫、高血

压、先天性心脏病、食管裂孔疝、胃食管反流病、喉炎、血液病等全身性疾病，以免治疗中和复苏期发生意外。另外，需要在治牙之前治疗这些疾病，直到内科医师确认能进行全麻治牙。

全麻前需要进行全身检查，一般包括血常规、尿常规、凝血时间、肝肾功能、乙肝表面抗原、丙肝、艾滋病抗体、梅毒抗体、胸片等。家长也不必担心记不住这些，在检查前医生和护士会给您一个单子，便于检查。

有一种情况下孩子是不能进行全麻治牙的，即孩子有呼吸道感染，或处在伴有发热的系统性疾病的活动期。当然，不同孩子的体质差异比较大，能否即刻在全麻下进行牙齿治疗，需要麻醉医生根据每个孩子的具体情况而定。

全麻治疗前后遵医嘱是保障安全的前提

首先，到儿童口腔科门诊进行初步检查，对需要治疗的牙齿拍摄 X 线片（全口牙位曲面体层 X 线片或根尖片）。其次，术前等待期间注意日常起居，尽量避免感冒、腹泻，否则可能会影响治疗按时进行。最后，接受全麻的患儿应在治疗前禁食及禁水（包括清水、牛奶、半流食、固体食物）6 小时以上，术前晚上吃易消化的食物，以免孩子在麻醉时发生呕吐或误吸，出现上呼吸道梗阻、吸入性肺炎，甚至危及生命。

孩子终于从麻醉治疗室出来了，家长总算可以松一口气了。这里提醒家长：不要急于带孩子回家，术后需留院观察 2 小时以上，医生确认安全了才能回家。在这段时间内，孩子可能会哭闹、躁动，一般是药物作用和紧张害怕所致，家长不必过于担心，绝大多数孩子很快就不闹了。

当医生说您可以带孩子回家了，一定要仔细听医生跟您讲的注意事项，这是关于如何照顾孩子的细节。

1. 离院回家途中孩子应尽量躺着，到家后确认孩子不恶心、不呕吐才能进食温水、稀粥，不要让孩子乱跑乱动，免得摔倒，确保看护孩子到第二天早上。

2. 全麻需要进行气管插管，有些孩子回家后可能会出现声音嘶哑、鼻咽不舒服等，一般不用太担心，过几天就好了。如果有炎症可以遵医嘱给孩子服用消炎药。

3. 因为一次治疗很多颗牙，孩子可能有咬合异样的感觉，这需要慢慢适应，并在治疗后的前几天进食软的、容易嚼的食物。

4. 全麻治疗中有时需要加注局部麻醉药，术后孩子可能会感觉口腔内某些部位木木的，家长一定不要让孩子吸吮、咬抠这些地方，以避免创伤性溃疡。

5. 拔牙的孩子在治疗当天不要进食过热或其他刺激性食物，不要漱口，避免出血，次日晨起再刷牙、漱口。

6. 最后，一定要按医嘱定期复查，并培养孩子良好的口腔卫生习惯，预防再发口腔疾病，这需要家长在日常生活中与孩子一起努力。

全麻治牙的开展情况

全麻治牙不是近几年才出现的新疗法，早在1946年就已经有记载，至今全麻已经广泛用于儿童口腔治疗。在全世界范围内，越来越多的孩子接受全麻治牙。其一是因为家长、口腔医生以及社会越来越认识到儿童龋病对儿童生长发育的不良影响，以及强制下牙齿治疗对儿童身心发育造成的不良影响；其二是因为全麻技术日趋成熟，更加安全。

1999年，北京大学口腔医院在国内最早开始儿童全麻治牙，在此后的20余年，全麻下牙齿治疗逐渐在全国展开。全麻治牙有着不可替代的优势，可一次完成口内所有坏牙的治疗，非常适合不配合而且患龋严重的孩子。

五、乳牙不脱落需要到医院拔除

乳牙脱落的顺序

孩子长到一定年纪就开始换牙了，这是正常的牙齿替换过程。乳牙脱落顺序有一定规律。我们把孩子的牙齿从前向后编号为ABCDE，则上颌牙替换顺序为 ABDCE，下颌牙替换顺序为 ABCDE。当然，这个顺序并不是绝对的，有些孩子替换顺序则不同。只要乳牙能适时脱落，恒牙能顺利萌出就没问题。

🦷 引起其他症状的松动乳牙要拔掉

乳牙松动了不一定都要到医院拔除，可以等它自己脱落。但以下两种情况必须到医院拔牙：牙太松了孩子不敢嚼东西，时间长了会影响面部的对称性；牙太松了导致孩子不敢刷牙，引起牙龈感染、肿胀、化脓。

🦷 恒牙都长出来了，乳牙还没脱落怎么办？

遇到这种情况家长不要惊慌，各种情况都有对应的办法。

1. 没有症状的松动乳牙可以等待其自行脱落。

2. 有症状的松动乳牙应该尽早拔除。

3. 乳牙不松动时，恒牙位置比较正，可以等乳牙松些再拔或等它自己脱落。

4. 如果恒牙萌出位置不正，就要尽早拔除乳牙，给恒牙创造排齐的条件。

六、孩子乳牙拔除后或者先天缺牙怎么办？

🦷 什么样的乳牙无法保留？

一般以下 3 种情况乳牙需要拔掉：①乳牙已经剩下残根、残冠没办法治疗和修复；②乳牙根尖周感染范围过大，经过根管治疗失败者；③乳牙感染影响了下面的恒牙胚。

🦷 乳牙拔除后保持缺牙间隙，让恒牙顺利萌出

乳前牙缺失一般对生长发育没什么影响，只要合理饮食，孩子会正常生长。如果孩子刚学说话就失去多颗前牙，就可能影响发音。如果孩子已经掌握

了语言技巧，缺失少数切牙对发育影响并不大。如果家长或孩子比较在意前牙美观，也可以选择一些过渡性的修复方法。

但是乳磨牙就不一样了。乳磨牙拔除后其两边的牙会向中间移动，这样恒牙长出来就不齐了。因此，乳磨牙拔除后通常需要制作间隙保持器保持拔牙空隙，并戴用到对应恒牙长出来再摘掉。

先天缺牙怎么办？

先天缺牙也叫牙齿先天缺失，病因尚未明确。有学者认为其与遗传有关，如果父母中有一方先天缺牙，其子女先天缺牙的概率很高，甚至缺牙位置都惊人地相似。非遗传的原因包括牙板（可以理解为牙的"种子"）生成不足，或牙胚（"小时候"的牙齿，还在颌骨里）增殖受到抑制。

乳牙先天缺失一般发生在前牙，可以不处理。恒牙先天缺失时，需要综合整个牙列情况进行评估、设计，有时可以保留乳牙至脱落后再修复，或拔除乳牙后全口矫治，关闭间隙。

七、儿童的哪些不良习惯会影响口腔健康？

吮指

婴幼儿一般都会吸吮手指，但如果持续到3岁以后，会影响牙齿排列，甚至影响面容。长期吸吮手指会导致以下表现：前牙没有咬合接触、上颌前牙向唇侧突出、下颌前牙向舌侧倾斜、上颌缩窄、有"龅牙"倾向。

一般应该在恒牙萌出之前让孩子改掉这个不良习惯，大约2/3的孩子在5岁前能改掉。孩子能自己改掉最好，自己改不掉家长也可以帮助提醒，或者用一些小技巧，如在手指上缠纱布或创可贴、涂抹可以吃的苦味剂，鼓励配合奖励等。如果以上方法都不奏效，在孩子4~6岁需要去医院进行戒除吮指习惯的治疗，给孩子在口腔里安装矫治器（也称不良习惯破除器），一般持续戴用

6～12个月。

🦷 延长的吮安抚奶嘴习惯

安抚奶嘴对婴儿吸吮是有裨益的。建议1岁之内使用安抚奶嘴，2岁前戒除。如果孩子1～4岁经常使用安抚奶嘴，将导致错𬌗畸形的发生。所以，建议3岁以后仍在使用安抚奶嘴的孩子找儿童口腔医生就诊。

🦷 吐舌和吐舌吞咽习惯

吐舌习惯多发生在换牙的时候，例如有松动的乳牙或刚萌出的恒牙，有些孩子常用舌尖去舔，慢慢就养成了吐舌的习惯。长期吐舌会导致前牙开𬌗。

正常吞咽时口唇放松，舌置于上颌切牙之后。吐舌吞咽是指4岁以后的儿童吞咽时舌体前伸于上、下颌前牙之间，磨牙不接触，口周肌肉过度收缩，是婴儿型吞咽模式的一种延续。长期吐舌吞咽习惯会导致前牙开𬌗、后牙开𬌗等畸形，严重影响牙齿的咀嚼效率，表现为嚼不烂食物，应该尽早戒除。

🦷 咬唇习惯

咬唇习惯最常见的就是用上颌前牙咬下唇，长期会导致上颌前牙前突、下颌前牙后倾。如果是下颌牙长期咬上唇，造成的后果正好相反。此外，咬唇习惯还会使口唇皲裂红肿。

🦷 口呼吸

口呼吸可能会因为扁桃体和腺样体肿大、过敏性鼻炎、感冒鼻子不通气等原因形成。但是这种呼吸方式是有害的。由于口呼吸破坏了口腔、鼻腔气压的正常平衡，长期口呼吸导致上牙弓狭窄、开唇露齿、腭盖高拱。所以，口呼吸通常需要进行治疗。建议口呼吸的儿童和青少年先到耳鼻咽喉科就诊，解除鼻呼吸障碍，再进行错𬌗畸形的治疗。

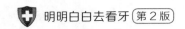

夜磨牙

夜磨牙是指孩子睡觉时咬磨牙齿。其原因可能是牙齿问题、身体问题，也可能是心理问题，或者无明确原因。偶尔夜磨牙不需治疗，但如果长期夜磨牙，牙齿明显变短，则需要戴树脂牙托来保护牙齿。

八、窝沟封闭是预防龋病的好办法

窝沟封闭可以有效预防孩子患龋，这一点许多家长都有所了解。从2005年开始，北京市卫生局推出了免费为适龄儿童的六龄齿进行窝沟封闭的预防龋病措施，国内其他大中城市也有开展。现在部分地区第二磨牙也可进行免费窝沟封闭治疗。

刚萌出的磨牙牙面有许多凹陷，称为窝沟。这些部位矿化程度低，也较难刷干净，特别容易患龋。窝沟封闭的原理是将牙面处理后，用流动性材料填补、封闭易被细菌腐蚀的窝沟，就像给牙面穿了一件薄外衣一样，起到预防龋病的作用。

那么，什么时候该给孩子牙齿做窝沟封闭呢？这要注意了，每个孩子做窝沟封闭的年龄并不绝对，一般来说第一磨牙在5~7岁，第二磨牙11~13岁，只要整个牙面暴露在口腔，没有软组织覆盖就应该尽早进行窝沟封闭。乳磨牙窝沟封闭并非必须，主要看儿童能否配合治疗，若配合则可做，若不配合则收效甚微。

九、有效预防龋病的方法还有哪些？

控制含糖食物摄入

家长需要明白，不是糖果才是含糖食物，各种含有碳水化合物的食物，比如奶粉、母乳、饼干、蛋糕、巧克力和各种饮料等，都是能导致龋齿发生的含糖食物。除了在数量上要少吃上述含糖食物，进食含糖食物的次数也要尽量少。一次性吃 5 块糖与 5 块糖分 5 次间隔数小时分别吃进去，后者对牙齿的危害更大，因为这样会使牙齿持续脱矿。世界卫生组织（WHO）建议游离糖摄入量降至摄入总能量的 10% 以下。婴幼儿应尽量减少每天进食含糖食品的总量和次数，避免在两餐之间进食含糖食品，不喝碳酸饮料。

母乳内含有大量糖分，所以妈妈们在母乳喂养之后要按照要求经常清洁孩子的牙齿和口腔，在孩子 6 月龄以后继续母乳喂养并逐步添加辅食，减少没有规律的母乳喂养，更不能让孩子含着乳头睡觉。6 月龄以后的孩子最好不再夜间喂养。1 岁半或 2 岁完全断奶。

婴儿白天打盹、睡觉时都不应该含着装有奶或其他甜饮料的奶瓶作为安慰剂。如果喝完奶，婴儿仍要求吸吮，应用硅胶安抚奶嘴或者只装水的奶瓶。1 岁半时脱离奶瓶，不用奶瓶当作安抚奶嘴。

🦷· 每日清洁牙齿

每日仔细刷牙、清洁口腔是预防龋齿最有效的方法。

🦷· 掌握口腔保健知识

到专业口腔医生处进行产前咨询、口腔卫生咨询、外伤预防咨询及饮食咨询，了解儿童各个年龄阶段的口腔疾病防护知识，对于孩子和整个家庭都非常有益。

🦷· 定期进行口腔检查

儿童是龋病易发人群，一旦发生龋坏，发展会比较迅速。因此，建议每 6 个月到儿童口腔科进行全面的牙齿检查，除了龋齿检查，还包括牙颌发育、咬合、替牙障碍、系带异常、口腔不良习惯等方面的综合口腔检查，做到早发现、早治疗，并进行涂氟和适当时候的窝沟封闭。

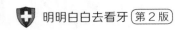

十、唇、舌系带过短有何影响？如何处理？

小儿舌系带过短常表现为舌前伸时舌尖呈 W 形，舌上抬困难，在舌前伸时系带与下颌切牙切缘摩擦，可能导致创伤性溃疡。小儿先天性舌系带异常宜在 1~2 岁时修整。多数孩子的发音不准并不是舌系带过短所导致的，而是与平时的训练有关。由于只有非常严重的舌系带过短才会显著影响言语，因此只有经过专业言语治疗师的评估和治疗后，才考虑施行舌系带延长术。

目前，对上颌唇系带切断术采取更加保守的态度。只有在确定唇系带是上颌中切牙间正中缝的致病因素时，才考虑施行唇系带切断术。这种情况直到恒尖牙萌出后才能确诊。因此，一般不推荐在11岁或12岁之前施行上颌唇系带延长术。

十一、牙外伤后怎么办？防护牙托何时做？

儿童和青少年时期是牙外伤的好发年龄段。幼儿学走路阶段是乳牙外伤的高发期，上颌前牙萌出时的 7~8 岁是恒牙外伤的高发期。因外力大小、方向、部位和年龄等因素不同，牙外伤的表现具有多样性和复杂性。发生牙外伤后应及时带孩子就诊，并定期复查，包括影像学检查。

乳牙外伤后需要就诊吗？

乳牙外伤后，容易影响恒牙的生长发育，有时牙髓虽然出现问题但没有症状不能及时发现。因此，乳牙外伤后要及时就诊，并定期复查，一直到恒牙顺利替换。

恒牙外伤应尽快就诊

年轻恒牙外伤后，不管有无明显症状，建议及时就诊。恰当的治疗可以保障牙根顺利发育，并定期复查到牙根发育完成阶段。一些牙外伤后牙髓暴露，或牙齿发生移位，都需要尽快处理。这时可以到口腔医院的急诊科尽快诊疗，避免严重后果。若无条件，也要第一时间到儿童口腔科进行诊疗。

🦷 牙全脱出时要冷静准确处理

在事发地对全脱出牙的即刻处理对预后非常重要。若磕碰后牙齿从牙槽窝完全脱出，应迅速捡起脱落的牙，手持冠部（牙齿在口腔内能看见的部分，非牙根）用牛奶或生理盐水冲洗污物（不具备上述条件时可用自来水冲洗 10 秒左右），将牙齿放回牙槽窝，嘱患者小心闭口（可咬纱布、手绢、餐巾纸等固定牙齿），带患者到医院就诊。这样可以最大限度地保存牙根表面的牙周膜活性，为取得良好再植治疗效果奠定基础。离体牙在空气中干燥 30 分钟以上则基本上看不到有活力的牙周膜细胞。牙周膜细胞存活的关键是尽量减少离体牙干燥时间。若不能或不敢自己再植，应把离体牙储存在介质中，而不能用纸或布包裹。一般认为保存离体牙最适合且方便获得的储存介质为牛奶，其次是Hank's 平衡盐溶液、唾液（可吐在玻璃杯中）或生理盐水。如果上述液体都没有，也可将牙放入水中，虽然水是一种很差的介质，但比暴露在空气中好。然后尽快到口腔急诊科或儿童口腔科就诊。

🦷 戴防护牙托，多一份保障

随着儿童、青少年参与运动项目的丰富性和多样化，牙外伤越来越常见。若参与高风险、高对抗的运动及游戏项目，如足球、篮球、曲棍球、冰球、跆拳道、体操、柔道、自行车、摩托车、轮滑（旱冰）、滑板、滑板车等，建议定制个性化防护牙托，并在运动中配戴，预防牙外伤的发生或降低牙外伤的损伤后果。防范于未然重于治疗。

十二、早期矫治——在对的时间做对的事

早期矫治是在儿童生长发育的早期阶段，一般是指在乳牙列期及替牙列期，即对 3～12 岁的儿童进行较为简单的正畸预防和治疗，引导牙、牙列、

颌面部正常生长。其优势是：儿童生长发育潜力大，代谢活跃，颌骨可塑性强，对矫治力反应好，对矫治的适应性强，十分有利于畸形矫正。对过突上颌前牙的矫治可降低牙外伤发生的概率。早期矫治可降低畸形的严重程度，防止畸形给儿童造成心理上的伤害。但是，由于儿童或青少年的畸形特征往往未完全表达出来或表现得不充分，一些骨性畸形可能会延续到生长发育停止，可能会导致矫治不彻底，或延长了矫治周期。早期矫治是个比较复杂的问题，矫治的时间也不能一概而论。一般观点认为：

1. 反𬌗（俗称"地包天"或"兜齿"）和偏𬌗（下颌向一侧偏斜）一旦发现要尽早诊疗，避免发展成严重的骨性畸形。

2. 口腔不良习惯，例如延长使用安抚奶嘴、吮指、咬唇、吐舌吞咽、口呼吸等不良习惯，要及早戒断，酌情根据其错𬌗畸形情况进行矫正。

3. 维持缺牙间隙，确保牙齿萌出、排列不受影响，丧失的牙齿间隙要重新扩展。

4. 一些干扰牙颌面正常发育的障碍应去除，例如个别牙腭向错位会导致下颌前伸受限，阻生牙齿要及时牵引，额外牙应及时拔除等。

5. 一些下颌发育不足的情况也应在青春发育高峰期前1~2年前导下颌，其前提是经过医生的准确诊断和治疗设计。

6. 对于暂时性的一些错𬌗畸形，例如深覆𬌗、丑小鸭期（七八岁）中切牙及侧切牙外翻、轻度拥挤和间隙等，可以观察到恒牙列期。需要拔牙矫正的病例，也需要等恒牙列期再矫治。家族遗传导致的严重骨性错𬌗，有一些情况只能通过成年后的正颌手术解决，不是早期矫治的范畴。

总之，早期矫治与否，以及时间的选择，因人而异。既不能操之过急，也不能放任不管。建议在切牙替换完成的8岁左右，到有早期矫治资质的正畸科或儿童口腔科就诊、检查后再决定。切不可自行在网络上购买成品或半成品的所谓矫治器给孩子配戴，会导致其他更严重的问题。早期矫治是一种需要准确诊断、个性化和精细化治疗的医疗行为，一定要到正规的医疗机构就诊。

（陈小贤）

第十三章

正畸

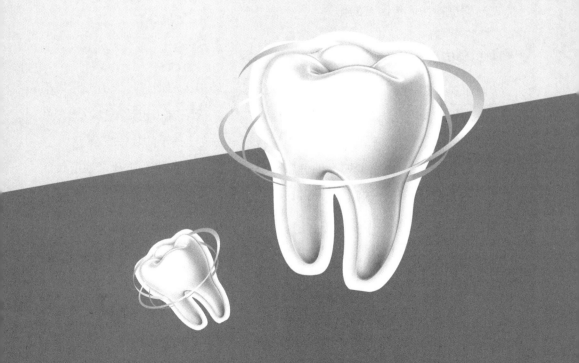

在本书第三章中已经对正畸知识进行了简单介绍，本章将重点讲述大家都比较关心的正畸问题以及各种正畸矫治器。在谈正畸治疗之前，大家需要理解一个概念——错𬌗畸形，其简单地说就是指牙齿排列不齐，上下颌牙弓间的咬合关系异常，颌骨大小、形状、位置异常，不仅影响面容美观，也影响咀嚼、说话，甚至影响心理健康。

一、错𬌗畸形会遗传吗？

🦷 遗传因素

如果父母牙齿不齐的话，孩子牙齿不齐的可能性会比较大。所以，父母牙不齐更要关注孩子的牙齿。此外，诸如"地包天""龅牙"等大家关心的面容美观问题也存在遗传因素的作用。

🦷 环境因素

除了遗传因素，后天的环境因素以及不良口腔卫生习惯也可能造成牙齿不齐。环境因素包括两方面：一是先天因素；二是后天因素（包括不良习惯和替牙障碍）。所以，在孩子的成长过程中家长一定要关注孩子的牙齿发育。

1. **先天因素** 妊娠期妇女的健康与营养状况、全身性疾病及家族遗传病有关，胎儿发育障碍及缺陷等均可引起牙颌畸形。举例来说，目前已知母亲的吸烟习惯与婴儿唇腭裂有直接关系。

2. **后天不良习惯** 咬唇、吐舌、张口呼吸、咬异物、偏侧咀嚼、托腮、吮指和俯卧睡眠等不良习惯都会影响口腔颌面部正常发育。

3. **替牙障碍** 儿童在换牙过程中，如果乳牙不到换牙年龄过早脱落，或到换牙年龄迟迟未脱落，会导致恒牙早萌或萌出推迟，容易引起牙颌畸形。

二、牙齿矫正的原理

牙槽骨有个很重要的特点就是终生都在改建，所以这也是矫正可以在任何年龄进行的生物学基础。然而年龄越大，骨代谢越缓慢，改建的速度也会降低。牙齿移动方向受压侧的牙槽骨吸收，张力侧的牙槽骨有新骨沉积。牙齿移动侧牙槽骨吸收，原来所在位置有新骨形成，在保持原有牙齿形态不变的前提下，重排牙齿的位置，这是矫治的基本原理，从而达到平衡、稳定和美观的终极目标。

三、孩子多大可以矫正牙齿？

口腔内的牙列状态可以分为三个不同的阶段：乳牙期、替牙期（乳牙和恒牙并存）和恒牙期。不同类型牙列的错𬌗畸形对应的最佳矫正年龄也不尽相同。

🦷· 乳牙期阶段

大部分错𬌗畸形不需在乳牙期（3~5岁）干预。个别前牙反𬌗的问题，吐舌、咬唇等不良习惯，如果在这个阶段得到纠正，就可以防止错𬌗畸形发生。此阶段的治疗可根据孩子的配合程度选择是否干预。

🦷· 替牙期阶段

在替牙期（女孩8~10岁，男孩9~12岁）如果发现孩子有咬唇、吐舌、前伸下颌等不良习惯，以及面形异常和牙齿排列异常等情况，应及时到医院找正畸专科医生检查，确定是牙性、功能性还是骨性错𬌗畸形，明确治疗方案。在此期间，专业的正畸医生可以结合孩子的生长发育类型和生长发育阶段，对面容和口腔功能进行干预。此阶段孩子的配合能力较好。需要注意的是，早期矫治并不能完全取代正畸综合治疗，在恒牙完全萌出后有时仍需进一步治疗，

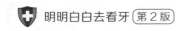

以获得稳定的矫治效果。

但是，对于轻度牙齿不齐、咬合深、门牙牙缝、轻度"龅牙"等不会影响颌骨发育的暂时性畸形，其实并不一定需要早期治疗，这需要由专业的正畸医生检查、确定。如果不需要早期治疗，只需定期让正畸医生检查，待牙齿替换完成后综合矫治即可，家长不必过度焦虑。现在有一些成品或半成品矫治器的作用范围及效果被过度夸大，使得一些无需进行早期治疗的儿童过早地进入了矫治，这种情况应该避免。

恒牙期阶段

恒牙期（女孩 11 ~ 14 岁，男孩 13 ~ 15 岁）孩子的牙齿已替换完成，骨骼基本定型，一般常见的错𬌗畸形在这个阶段都可以得到很好的治疗，例如牙齿拥挤、前牙前突等类型，是正畸治疗的"黄金时期"。在此阶段，孩子的自我意识较强，部分青少年开始有美的意识。如果能够激发孩子对于牙齿矫正的主观意愿，培养其对口腔卫生维护的自律性，不仅可以使该阶段的治疗达到最佳效果，而且可以培养获益终身的口腔卫生习惯。

总体来讲，建议儿童在 7 岁左右由正畸专科医生进行完善的正畸专科检查，综合评估，择期开始治疗。

四、我家孩子睡觉张着嘴，是不是口呼吸？影响面容怎么办？

什么是口呼吸？

口呼吸时上下唇处于分开状态，因此容易令家长产生误解，认为存在口呼吸。这种仅根据平时睡觉上下唇分开就判断口呼吸是错误的。

其实，人在安静时（如睡眠）气流应绝大部分通过鼻腔，这种状态是正常呼吸。若气流通过口腔超过 25% ~ 30% 则为口呼吸。若气流全部通过口腔，则为严重口呼吸。

什么原因会造成双唇分开、牙齿露出？

造成开唇露齿的原因：①上颌前牙过突，通过正畸治疗回收前牙就可解决；②上颌前部牙槽骨高度过大，通过正畸或者正颌压低前部高度可以解决；③上唇短及功能异常，进行相应的上唇功能训练即可；④口呼吸，由于气道阻塞引起或不良习惯造成。

开唇露齿不等于口呼吸。双唇分开、舌体位置降低，且同时存在才有口呼吸的可能。实际上，半数以上开唇露齿的儿童是用鼻呼吸的。

口呼吸对颜面发育的影响

真正意义上的口呼吸是由于腺样体、扁桃体肥大以及过敏性鼻炎、鼻甲肥大等鼻咽部疾病引起上气道狭窄，被迫用口呼吸，其治疗需要去除病因，到耳鼻咽喉科就诊。另一种口呼吸为习惯性的，既往有鼻咽部疾病和口呼吸，疾病治疗后口呼吸仍存在，这种不良习惯需要正畸医生帮助尽快破除。

长期口呼吸可使牙弓宽度发育受阻，颅面生长倾向于垂直生长。个体生长受到、遗传和环境的双重影响，忽视个体遗传背景，忽视口呼吸的严重程度和持续时间，过分强调口呼吸形成某种特定面形是不正确的。

儿童口呼吸的治疗是手术还是正畸？

2～6岁儿童口呼吸多为腺样体、扁桃体肥大引起的病理性口呼吸。重度肥大堵塞鼻后孔超过50%的儿童应尽早手术，同时摘除腺样体和扁桃体，以尽早减少对全身和颅面发育的影响。

正畸可以解决的问题：上牙弓狭窄者可以进行上颌扩弓正畸治疗；若确定是口呼吸不良习惯，可使用简单的功能矫治器等方法破除不良习惯。

总之，儿童口呼吸并非一个简单表征，腺样体、扁桃体肥大引起的口呼吸已经超出口腔医学范畴，其诊断与治疗需要口腔科与儿科、耳鼻咽喉科、呼吸

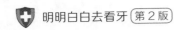

内科、睡眠医学科等多学科合作。

五、成年人可以矫正吗？

以往认为口腔正畸只能针对青少年，成人就不能再做牙齿正畸了，这种说法其实是一种误解。实际上，年龄并非影响矫治的决定性条件，能否进行矫治与患者的口腔健康状况、牙周条件和矫治技术密切相关。随着社会的发展，越来越多的成年人由于职业、美观需要而考虑进行正畸治疗。随着矫治技术的进步和矫治器美观度的改善，我国成人正畸治疗的比例呈现逐年上升趋势，甚至50～60岁的成人正畸也不少见。

成人正畸的优势

1. **成人配合程度高** 成人矫正往往有较强的自我改善意愿，牙齿矫正效果好，口腔卫生维护较青少年好，通过正畸可以排齐牙齿、改善侧貌。

2. 正畸治疗能消除咬合创伤、解除咬合干扰，改善咬合功能。对于部分牙周疾病患者，正畸治疗还会促进牙周组织的再建，改善牙周状况。

3. **为修复义齿做准备** 部分患者由于牙齿缺失时间过长，缺牙间隙由于邻近牙齿移动而导致无法"镶牙"或者"种植"，需要正畸辅助获取空间，方可进行相关治疗。

成人正畸的特点

1. **时间** 成年患者生长发育已基本完成，牙槽骨改建比较缓慢，牙齿移动相对慢一些，所需要的治疗时间较长。

2. **口腔疾患及其他全身疾病** 随着年龄的增长，患者可能有牙齿其他疾患，如龋病、牙周病、缺牙、牙齿磨耗、残冠、残根、口内不良修复物、颞下颌关节疾病等。因此，成人正畸有时需要口腔其他专科医生的配合治疗。

3. **技术要求** 成人患者无法像青少年患者那样利用患者自身生长发育潜

力进行生长改良治疗，对正畸治疗有较高的技术要求。除了常规的正畸矫治外，对于中、重度的骨性错𬌗畸形，仅靠移动牙齿不能达到理想的效果，需考虑正畸 - 正颌联合治疗。

4. 美观 成年人由于职业、心理因素和其它社会活动的影响，对矫治器的美观、治疗效果有较多的要求。常选用舌侧固定矫治器、陶瓷托槽、无托槽隐形矫治器等不影响美观的矫治装置。

成人正畸的注意事项

1. 成年患者往往伴有其他口腔疾患，因此在开始的治疗计划制订过程中，应充分考虑牙体、牙周组织的健康，治疗所有可保留的患牙，有牙周病的患者应通过系统的牙周治疗，牙周病得以控制后再进行正畸治疗。

2. 成年患者没有生长潜力，只能移动牙齿，采用代偿性矫治或正颌外科来矫正骨骼畸形，存在相对较大的牙根吸收的风险。

六、牙齿矫正都需要拔牙吗？

在沟通治疗方案时，最常见的是家长闻拔牙色变。只是想让牙变整齐点，想改变一下嘴突，怎么还需要拔牙？拔了牙后面还能长出来吗？需不需要再做种植牙？这些是正畸咨询时孩子和家长常见的困惑。

每个人的情况都不一样，是否需要拔牙要经过医生的严格测量和设计，不能"一刀切"。不要觉得别人正畸都没有拔牙，为啥要让我拔牙？专业正畸医生会根据临床检查、X 线头影测量分析、模型分析、病史询问，经过反复讨论、综合设计，最后确定是否需要拔牙。医生关于拔牙的考虑是非常慎重的，会充分考虑患者的心理承受力，尽可能不拔牙，可拔患牙时不拔健康牙。当然，即使拔牙也不用担心，医生在治疗过程中会将拔牙间隙完全关闭，不需要镶假牙。正畸拔牙的目的是建立良好的咬合关系，提高咀嚼效率，同时还可以改善患者的侧貌形态和面形，使您拥有更稳定、美观的治疗效果。

七、牙齿矫正需要多久？

正畸治疗是一个比较长的过程。一般来说，正畸矫治的时间在 2 年左右，但由于每个人的牙齿畸形程度不同，治疗的时间也会不同。特别是成年人，矫正的时间差异较大，从一年到几年的时间都是正常的。对于一般治疗，只要您与正畸医生合作良好，按时就诊，保持口腔卫生、健康，保持矫治器不损坏，那么正畸的时间就会缩短。矫治完成后需要再戴一段时间保持器，通常需要 2 年以上，特殊病例需要更长时间甚至终生保持，医生会根据患者的具体情况决定保持的时间。如果不保持，牙齿畸形会复发，之前所做的努力就前功尽弃了。

八、选择适合自己的矫治器类型

🦷 固定矫治器

固定矫治器（图 13-1），顾名思义就是固定在患者口腔内不能自行摘戴的矫治器，是最传统、最常见的矫治器类型。其一般由颊管、托槽和弓丝三部分组成。根据托槽的材质，固定矫治器可以分为金属和陶瓷两大类。陶瓷矫治器因为颜色为乳白色，与牙齿颜色接近，价位略高。在金属矫治器和陶瓷矫治器中，根据托槽与弓丝的连接方式，分为传统结扎矫治器和自锁托槽矫治器。

医生根据不同的矫治阶段和具体的矫治目的，会选择相应的矫治弓丝。弓丝被插入带环的颊面管并结扎在所有的牙面托槽上，弓丝的弹力就会成为矫治力从而排齐牙齿。

戴固定矫治器时，由于矫治器不可以自行摘戴，需要患者高度重视口腔卫生的维护。每次进食后应该严格按照医生的要求清洁牙面及矫治器，否则会对牙体健康产生不可逆的损坏。

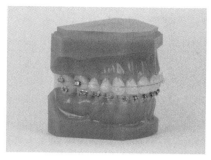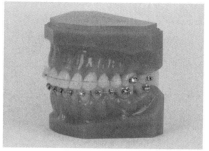

图 13-1　固定矫治器，上颌前部为陶瓷托槽，其他部分为传统金属托槽

配戴注意事项：

1. **不适则随诊**　初戴矫治器及每次复诊加力后，患者都有可能会有牙齿酸痛不适、黏膜溃疡和疼痛等不适感。这种不适感一般会在 2 周内逐渐缓解，如出现长时间疼痛加剧等现象，则需要咨询医生。

2. **定期复诊**　需要每 4～6 周复诊一次。医生会根据复诊情况调整弓丝或者加力。长时间不复诊会导致疗程延长，甚至影响治疗效果。

3. **注意饮食**　矫治器托槽是用口腔专用树脂材料粘接于牙齿表面的，如果进食黏的、硬的和脆的食物，会对粘接面造成剪切力，使矫治器脱落，这样就会引起口腔不适，并延误疗程。饮食上特别需要注意避免用前牙啃硬物，水果和肉类建议切成小块送至后牙咀嚼，避免前牙切割、啃咬导致矫治器脱落。

4. **饭后刷牙**　固定矫治器由于口内存在托槽、颊管和弓丝等异物，需要每次进食后认真清洁口内装置和牙面，避免因口腔卫生不良引发牙龈炎、牙周炎和龋病等问题。

活动矫治器

活动矫治器（图 13-2）是医生和患者都能摘戴的一种矫治器，它除了和牙齿接触，还和口腔黏膜表面接触，多用于乳牙期、替牙期和恒牙早期的青少年患者。

配戴注意事项：

1. 坚持戴用矫治器，按照医生要求保证配戴时间，进食后刷牙、刷洗矫治器后再戴上。

2. 自己不能随意掰动矫治器。

3. 矫治器不戴时应放入盒子里并浸在水中，不要直接放入口袋里以免压坏。

4. 矫治器只需每日用清水冲洗，不能用开水冲洗，否则会烫变形。

5. 如发现矫治器有损坏的地方，不要自己乱弄，要找医生修理。

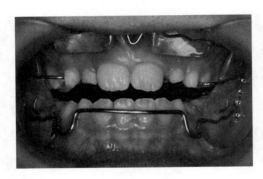

图 13-2　活动矫治器

隐形矫治器

隐形矫治分为两大类，包括无托槽隐形矫治技术和舌侧矫治技术。

1. **无托槽隐形矫治器**　这是一种近年来被很多患者所接受的、美观、卫生、方便的矫治器。它采用无色透明的弹性材料制成，患者可自行摘戴，不使用托槽和弓丝，因此又称无弓丝矫治器（图 13-3）。

无托槽隐形矫正有以下优点。

（1）美观：口内看不见托槽。

（2）卫生：患者可自行取戴，方便维护口腔卫生。

（3）舒适：矫治器紧贴牙齿，不刺激口腔软硬组织。

（4）矫治器不影响进食，降低了龋病、牙龈炎和牙周炎的发生概率。

（5）可进行其他辅助治疗（如牙齿美白等）。

（6）方便异地就医，较固定矫治器可适当延长复诊周期。

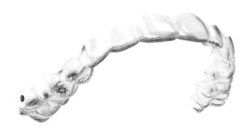

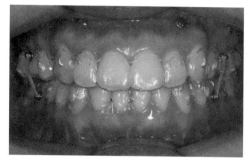

图 13-3　无托槽隐形矫治器

2. 舌侧矫治器（图 13-4）　其本质上属于固定矫治器，但是将特殊设计的托槽粘于牙齿的舌侧（内侧），而非唇侧（外侧）进行矫治。由于托槽、弓丝均在牙齿的舌侧（内侧），唇颊面（外侧）牙面与常人无异，达到了美观的效果。

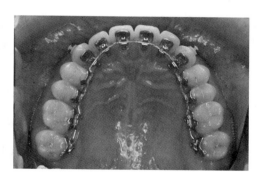

图 13-4　舌侧矫治器

（1）缺点

1）费用相对较高。

2）舌侧矫治第 1 个月对发音有影响，加强练习后可以基本改善并适应。

3）对口腔卫生要求高，尤其是舌侧矫治器位于舌侧，不容易清洁及观察。

（2）注意事项

1）除常见的固定矫治器注意事项以外，刚配戴舌侧矫治器可能会容易出现舌体表面溃疡，一般2周左右可以缓解或消除。也有极少数患者不能耐受矫治初期的痛苦，不得不拆除矫治器。

2）舌侧隐形矫治器由于放置在舌侧，在治疗初期患者可能会说话不清楚，一般1~2周就会慢慢适应，恢复正常。

3）尽量少吃太硬、太黏的食物，不要用力啃东西，吃水果时可先切成小块。

4）严格维护口腔卫生，饭后认真刷牙，配合使用牙间隙刷，定期复诊。

九、保持器需要戴多久？

世上万物都在不断地发展、变化，正畸治疗后的牙齿也不例外，因此需要患者配戴保持器来尽量减少或避免牙齿位置的不利变化。

保持的原因

1. 正畸完成后牙齿移动到新的位置，但牙周组织的改建可能没有完全完成，就会带动牙齿回到原来的位置。

2. 正畸治疗改变了牙齿、牙弓或颌骨的位置，破坏了口腔内外肌肉的平衡，新的肌肉平衡尚未完全建立。

3. 上下颌牙齿咬合平衡尚未完全建立。

4. 患者生长发育。

保持器配戴时间

在口腔正畸治疗完成后，口腔正畸专科医生会根据每个患者的具体情况，制订个性化保持计划，要求患者配戴保持器。一般来说，保持器通常需要配戴

2 年以上，第一年全天戴用，只有在进食、刷牙或重要社交活动时取下，第二年开始只要求每天晚上睡觉时配戴，在接下来的半年，可以改为隔天晚上配戴，直到牙齿在新的位置上适应稳定为止。如果保持器损坏，需要及时到医院修理或更换。

哪些人群需要永久或半永久保持？

1. 对下颌牙弓进行扩弓矫治的患者，即原来下颌牙列拥挤又没有拔牙的患者。

2. 上下颌前牙散在间隙较多的患者，在间隙关闭后，可能需要永久保持。

3. 严重扭转或唇舌向错位牙矫治后，尤其是成年患者。

（王秀婧　周　洋　柳大为）

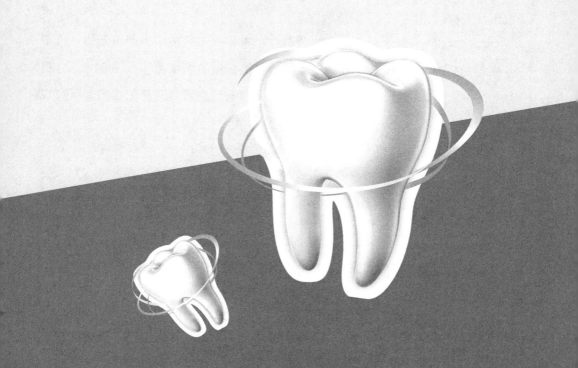

第十四章

口腔科能治疗打鼾吗？

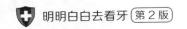

很多人都曾有过这样的经历：在本该安眠的夜晚受鼾声所扰，只能在无数鼾声中坐立难安。怎样解决打鼾的问题也成了大家解决睡眠问题关注的话题之一。但你知道，口腔科也有办法解决打鼾问题吗？

一、打鼾不是睡得香，可能是阻塞性睡眠呼吸暂停低通气综合征

很多人都对打鼾有一种误解，认为打得越响，就是睡得越香。但其实打鼾很可能是一种疾病的表现。如果睡眠时打鼾、憋气，同时伴有晨起头痛、白天嗜睡等情况，那他可能患有阻塞性睡眠呼吸暂停低通气综合征（OSAHS）。

OSAHS 是以睡眠打鼾、呼吸暂停和白天嗜睡为主要表现，以睡眠过程中反复出现的上气道塌陷和阻塞为特点，引起呼吸暂停和通气不足的疾病，是高血压及多种代谢性疾病等的危险因素。

虽然共识显示 OSAHS 患病率很低，但近年来该病被认为严重低估。由于发病年龄较晚，在超过 40 岁的成年男性中被报道患病率为 40%～60%。打鼾是 OSAHS 重要的临床症状之一，但并不是所有的患者都有打鼾症状，研究表明打鼾仅发生于 50%～60% 的 OSAHS 患者。

需要注意的是，也并不是所有打鼾者都患有 OSAHS，需要到睡眠中心进行睡眠监测才能确诊。普通打鼾鼾声均匀，且随睡眠体位改变而改变，对人体没有明显影响。但如果出现呼吸暂停，就需要警惕了。

二、阻塞性睡眠呼吸暂停低通气综合征危害大吗？

OSAHS 是一种全身性疾病，对身体的危害很大，可影响多系统的健康。睡眠时反复呼吸暂停引起的低氧、高碳酸血症和频繁觉醒可以引起心、脑、肺、肾等重要器官继发病变。OSAHS 患者猝死率也明显高于其他人群。OSAHS 的影响主要体现在以下几个方面。

1. **心血管系统** 主要改变为心律失常、心力衰竭、心肌梗死、冠心病、高血压等。目前已经证实 OSAHS 是高血压、心肌梗死的独立危险因素，心肌梗死的发生率是正常人的 23 倍。

2. **肾脏** 表现为肾功能损害、夜尿增多和蛋白尿等。

3. **胃** 胃食管反流病可致食管炎和其他组织损害。一些 OSAHS 患者长期咳嗽，有可能就是因胃反流刺激造成的。

4. **中枢神经系统** 出现行为和认知功能障碍，包括急躁、压抑、智力和记忆力衰退、性格改变，以及性功能障碍等。

5. **其他** 也有证据表明 OSAHS 与糖尿病、脂代谢异常、脑卒中有关。

三、阻塞性睡眠呼吸暂停低通气综合征需要哪些治疗？

OSAHS 患者在控制体重及内科控制基础性疾病的前提下，其治疗手段主要分为非手术治疗和手术治疗。对于一般 OSAHS 患者，首选非手术治疗。

1. **非手术治疗**

（1）口腔矫治器：主要适用于轻中度 OSAHS 患者。

（2）正压通气治疗（呼吸机）：该方法被认为是最有效、创伤最小的治疗方法，主要适用于重度 OSAHS 患者。该装置通过戴鼻罩或面罩向气道输送压力，撑开上呼吸道，从而防止吸气时气道塌陷。同时，在生活中减重、侧卧、治疗鼻炎、戒烟、戒酒等也可以有效预防 OSAHS。

2. **手术治疗** 手术治疗是指将上下颌骨向外周扩展，解除上气道狭窄，减小呼吸气流阻力，改善睡眠呼吸暂停和打鼾问题。常用的手术方法有耳鼻咽喉科手术和正颌手术。

四、如果有打鼾症状，想确定是不是阻塞性睡眠呼吸暂停低通气综合征，该怎么办？

一般来说，如果有夜间打鼾、睡眠呼吸障碍等情况，应该先去呼吸科、耳鼻咽喉科进行筛查，最常用的诊断方法是多导睡眠监测。在睡眠时使用仪器检测呼吸、血氧、心电图、脑电图及身体动度等，来判断睡眠中是否存在低通气，低通气的原因是不是来自于气道阻塞，并判断疾病的严重程度。之后，经过呼吸科或耳鼻咽喉科医生判断需要进行口腔矫治器治疗的患者，就可以来正畸科进行诊疗。

正畸科的诊疗程序与大多数正畸治疗患者相同，先进行基础资料采集，由正畸医生判断口内牙齿、牙周和颞下颌关节的条件是否可以进行口腔矫治器治疗，然后进行配戴。

五、口腔矫治器是如何治疗阻塞性睡眠呼吸暂停低通气综合征的？

口腔矫治器治疗阻塞性睡眠呼吸暂停低通气综合征的原理是什么？

口腔矫治器治疗睡眠呼吸暂停的原理是通过在睡眠中暂时前移下颌，利用颌骨向前向下移动，带动上气道周围的软组织移动，上气道随之扩张，避免舌和软腭后坠，从而防止上气道塌陷。矫治器消除鼾声的原理则是因为消除了过于狭窄的气流通道，避免气流发生湍流，从而遏制鼾声的产生。

除了上述功能，口腔矫治器在提升夜间最低血氧饱和度、增加深睡眠比例等方面也有较好的作用。通常，口腔矫治器治疗打鼾的效果好于减少呼吸暂停的效果，虽然无法达到与呼吸机治疗效果相同的程度，但舒适度有所提高。

🦷 哪些人可以使用口腔矫治器治疗阻塞性睡眠呼吸暂停低通气综合征？

1. 确诊为鼾症和轻中度 OSAHS 的患者应首先考虑，重度 OSAHS 患者除非不能接受持续气道正压通气治疗时再考虑使用口腔矫治器。

2. 牙周、牙体组织条件良好，能够为口腔矫治器提供固位和支持作用的牙齿。

3. 颞下颌关节状况良好，没有严重的活动范围受限。

口腔矫治器虽然没有绝对禁忌证，但对于极其重度的睡眠呼吸暂停及重度低氧血症患者，口腔矫治器并不能从根本上解决问题，因此也不建议作为 OSAHS 患者的独立治疗方案。此外，存在张口受限等颞下颌关节问题、口内无足够的牙齿支持矫治器以及对刃咬合等情况的 OSAHS 患者也应慎用口腔矫治器。

🦷 哪些口腔矫治器可以治疗阻塞性睡眠呼吸暂停低通气综合征？

文献报道，目前可用于治疗 OSAHS 的口腔矫治器超过 50 种，绝大多数是下颌前移型矫治器。目前，口腔矫治器按照是否为定制式、是否为可调节可以分为 4 大类。

非定制式矫治器因为矫治器的固位部分未能与牙齿表面完全一致，可能造成矫治器固位不好或者对牙齿产生不当的矫治力。

非可调节矫治器无法在矫治器使用过程中根据患者的舒适度和下颌位置的适用度进行调节。

定制式可调节矫治器成为目前用于治疗 OSAHS 的主流矫治器。特别是近年来，数字化设计制造技术在口腔治疗领域的广泛应用，逐渐出现了以口内数字化扫描获取口腔数据，而后通过数字化设计制造等技术，制作定制式可调节矫治器。该类矫治器在保留了定制式可调节矫治器优点的同时，还可以利用数字化的优势进行多组、微调的矫治器制作，为临床诊疗提供了便利，提升了患者的就诊体验。

　　口腔矫治器虽然在治疗效果与舒适度上有诸多好处，但也会给戴用的患者带来一些不适。短期不适包括唾液短暂性增多、面颊部或牙齿暂时性酸胀感，以及偶尔可能会有黏膜溃疡发生。长期戴用可能会出现个别牙齿轻度扭转等现象，但尚未发现颞下颌关节的病变，所以也无需过度担心。同时，由于OSAHS病情可能会随年龄和身体条件而变化，口腔矫治器在口内的固位情况也会发生改变，因此一旦开始戴用口腔矫治器，进行终身定期复查也很重要。

　　口腔科可以治疗打鼾，解决睡眠问题，更有益于OSAHS患者的健康。如果您的身边有亲人、朋友有OSAHS的症状，记得提醒他们及时就医，尽早治疗。

（柳大为　弓　煦　王秀婧）